Gilles HIRSCHY

Anti-dote

Éditions Baudelaire

Du même auteur

L'empreinte du temps, 2009
Éditions Baudelaire

Quand le silence parle, 2010
Éditions Baudelaire

Pour l'amour du prochain, 2012
Éditions Baudelaire

Envois de manuscrits :
Éditions Baudelaire – 27, place Bellecour – 69002 Lyon

ANTI-DOTE

Remerciements

Merci à Françoise, Elisabeth, Oscar et Lily
Pour l'aide à la réalisation.

Merci à toutes les rencontres qui m'ont confié un morceau de leur histoire pour
en démanteler les effets négatifs.

Merci aux éditions… qui me permettent de partager avec des lecteurs.

Merci à la vie pour toutes les expériences passées et futures.

Cœur à cœur,
Gilles

Sommaire

Mot de l'auteur

Être Amour inconditionnel

L'Amour : un fluide qui ouvre les portes au bonheur !

L'humanité est-elle prête à vivre cette énergie ?

Le possible existe par une grande souplesse mentale.

Nous devons tous apprendre à dissoudre nos jeux de pouvoir les uns envers les autres pour quitter les guenilles du passé, ou ce qu'il s'est passé.

Ces révoltes nous ont fait chercher l'Amour !!!!

L'AMOUR n'est pas un outil de pouvoir !
C'est la liberté d'être relié au sens premier.

Amour dérange… Il chatouille l'être révolté face à la vie, qui n'arrive plus à rire et rejette ce qu'il cherche ou essaye de s'en accaparer pour se glorifier.

L'être Amour n'a que faire de tous ces jeux de pouvoir, cela appartient à un espace qui s'est créé par un refus d'assumer les règles du monde du vivant.

Ce refus est devenu au fil des millénaires un cloître d'illusions en recherche de perfection où l'on a perdu le sens de l'unité pour le remplacer par unifier.

Dans l'unification tout se cristallise, durcit et casse !

L'unité se révèle dans la biodiversité et ce sont nos sens qui nous offrent cette vérité qui ne peut se découvrir qu'en soi puisque nous sommes tous différents.

Accepter sa différence dans la totalité, c'est vivre sa vérité.

Le changement

Qu'impose la décision de changer ta structure d'être ?

Une grande émotion de solitude. Tout ce qui se rattache à tes vieilles structures s'éloigne de Toi ! C'est là que tu remarques combien tu t'es laissé utiliser au profit de l'autre. Ton dévouement t'a conditionné(e) à t'exécuter et ta puissance est devenue de plus en plus mécanique, tes sentiments profonds sont étouffés par une sorte de dû envers l'autre, et l'autre n'accepte pas que tu ne veuilles plus jouer ce jeu hypocrite de soumission.

Comment faire pour ne pas tout détruire ?

Sans rien détruire, tu ne pourras rien changer, l'attachement aux structures de ton passé est le promoteur de tes constructions futures. C'est en utilisant les schémas de tes ancêtres que tu t'es emprisonné(e) dans l'asservissement envers l'autre qui fait bien sûr de même envers toi. Quelle belle inconscience ! Où est la liberté d'être ?

C'est dans la créativité que tu peux échapper au processus global de la tridimensionnalité qui impose sa lourde structure conditionnelle sur ta raison d'être. Tu le comprendras seulement en créant un espace temporel entre ce que tu vis et ce que tu voudrais vivre.

Tout se situe dans ton processus de pensée, le simple fait de dire non à une habitude te culpabilise de ne pas t'exécuter face à l'autre et ton sentiment profond sera une destruction intérieure.

Remercie ce moment. Tu as brisé une vieille structure, tu t'ouvres à une relation plus profonde. Cependant, tes vieux sentiments construits par la vengeance te crieront très fort que tu auras perdu et la dualité te demandera de choisir. Le rejet te fournira les outils de la révolte, et si tu cèdes à ce jeu, tu resteras prisonnier(ère) de la tridimensionnalité par l'émotion duelle. Tu remarqueras très certainement que ce schéma décrit, tu l'as vécu à de multiples reprises : c'est la prison émotionnelle duelle gérée par jugement-sanction-coupable… Mais coupable de quoi ? Du culte secret des mensonges cultivés par la peur, d'où émane une grande trahison de l'humanité envers la structure qui est le codage de LA CONSCIENCE vivante sur la terre. Nous avons voulu notre liberté et la liberté impose la responsabilité.

Quelle responsabilité ?

Devenir
conscient
de
notre
inconscience.

Faire connaissance avec sa conscience

La conscience est ta sécurité. Sors de ton intégrité et la peur s'installera, le jugement deviendra ton maître ; l'épée de la souffrance sera en place, elle fera rayonner l'esprit dualiste destructeur. Le mensonge se fera un plaisir de te protéger par un bain d'illusion, le reflet deviendra ton guide et l'abîme tes limites, le résultat : une victimisation.

Ta défense est la plainte et ta récolte, la pitié ; les reçus de tes actes te feront monter en puissance, mais cette puissance est celle d'un DICTATEUR pour la simple raison que ta gloire sera nourrie par la vengeance.

Pour guérir de ce phénomène, il te faut détecter la cause, mais… Attention ! Prudence ! La voie(x) de sortie s'appelle INTÉGRITÉ, seule voie(x) possible à la guérison de ton être. Cela ne veut pas dire que tu ne feras plus d'erreurs, mais que tu seras capable de reconnaître tes erreurs tout en restant stable par la compréhension de tes actes.

La peur ne sera plus ton souci premier. La confiance peut doucement s'installer, bénéficiant du support de l'intégrité, tu peux très doucement, pas à pas, traverser les miroirs de tes peurs. Tu nourriras ta conscience de clarté, elle est l'estime de Toi.

Chaque passage doit se faire lentement pour éviter l'euphorie de la libération.

Ulysse nommait ce passage euphorique *« Chant des Sirènes. »* En réalité se sont des abuseurs qui voudraient se servir gracieusement de tes capacités à guérir, sans investissement personnel. Leur guide étant le jugement, ils ne font qu'alourdir leur travail à guérir par un effet de peur

GRANDISSANT !

Ta peur est silencieuse, tu bénéficies également d'un régisseur sachant clôturer les émanations par un virus intérieur délicatement déposé par le jugement : c'est ta culpabilité, elle est un anesthésiant très puissant.

La puissance narcotique de ta culpabilité peut te faire confondre la peur avec la Sagesse, c'est une confusion d'inconscience.
N'oublie pas que la culpabilité te repousse toujours dans ton passé !

La sagesse te porte en avant ! Mais les liens qui t'unissent aux autres sont tissés de souffrance. En te donnant de l'intégrité, tu rencontreras l'émotion du rejet. Ce sera un passage difficile à comprendre avec de grands moments de solitude, tout autour de Toi le jugement s'activera à te faire taire ; ta sortie du chemin de la culpabilité dérangera l'inconscience de ton entourage par ta seule présence. Dans ta main se trouvera le fil conducteur capable de corriger le tissage des liens, c'est à ce moment qu'un grand vide apparaîtra devant Toi, tes résidus d'inconscience te feront penser à la peur, mais en réalité c'est une capacité de créer ou tu découvriras tes propres valeurs.

N'oublie jamais que tout est source d'enseignement pour te guérir. Pense que tu fais partie de l'arbre de vie humain, ta propre guérison régénère la sève de l'arbre de vie, tu deviens le rameau qui portera la fleur, puis le fruit de l'arbre. D'année en année, tu grandiras, tu deviendras le support des rameaux à venir, ils grandiront de ta sagesse, semant la graine de l'intégrité à tous vents, donnant vie à un monde lumineux.

VIVRE EN CONSCIENCE

Ce que ton inconscient

ne sait pas,

c'est que ta conscience

sait tout ;

elle est l'essence même

de ta vie.

Atteindre une nouvelle dimension de conscience

Tu ne pourras jamais atteindre une nouvelle dimension de conscience, si tu n'assouplis pas ta fierté de gagnant(e) acquise par ton obstination.

L'humilité est une richesse qui se découvre dans l'ouverture de conscience.

Ne pas la confondre avec la culpabilité qui est le fruit du jugement.
Ses effets sur ton état d'être sont différents :
L'humilité te pousse dans de plus hautes sphères de ressentis de vie en t'éloignant du jugement alors que la culpabilité te pousse dans des analyses obscures t'isolant des relations saines.
L'humilité est maître de Toi, elle t'impose le respect envers Toi et les autres.
C'est une ouverture vers

L'HARMONIE.

Du conditionnel à l'inconditionnel

L'inconditionnel ne se présente pas au jugement, la clef est dans le cœur de l'être.

C'est par la connaissance que l'on entre dans l'alchimie de la conscience pour ouvrir les portes dimensionnelles en toute conscience des dangers du passage.

C'est par un calcul de correction des mouvements des rotations en spirale, que l'on peut stabiliser le mouvement et éviter la rupture.

Un alignement parfait des tissus cellulaires est nécessaire pour garder le support matériel en parfait état, de là vient l'importance du point zéro (0). C'est en réalité la dynamique du point central qui condense les vibrations pour que les cellules gardent leur mémoire, condition indispensable pour faire voyager un corps d'une dimension à une autre.

Toute zone obscure qui reste ancrée dans un corps au moment du passage peut susciter sa destruction par une accélération des sens vibratoires ; cette accélération peut être contrôlée par la puissance mentale nourrie d'une très grande fluidité.

Il faut reconnaître la zone infectée, l'étudier, la redimensionner par une géométrie basée sur les mouvements de cause à effet. Un alignement des supra consciences sera nécessaire pour ouvrir un conditionnement à une pleine conscience donnant les clefs de la transformation ouvrant la porte à la réalisation. C'est une libération du poids des vieux schémas qui restent en mémoire et en connaissance, mais ne compressent plus l'état d'être.

Dans l'inconditionnel, notre corps a de grandes difficultés à vivre et c'est pour cela que notre mental doit, après la réalisation, travailler à faire vivre une nouvelle dimension pour éviter la perdition dans les méandres de l'infiniment grand ou petit. Une zone que l'on voudrait définir par notre mental, mais l'infini qui habite ces lieux est la puissance du grand Tout et le mental humain ne peut la définir puisqu'il en fait partie, sa seule voie(x) est le verbe (structure linéaire).

Cette volonté guidera le mental s'il choisit comme guide la vibration du cœur.

Une guidance, que l'on peut appeler intuition, est régie par le nombre d'or 1,618. Dans cette vibration tout est enseignement, le faux est correcteur, la clarté réconforte. La vie devient un cadeau sublime avec une paix rayonnante, le partage résout tous les problèmes, le compliqué devient simple et la simplicité devient une richesse.

Puissance et impuissance

Donner pour être aimé fait partie de la vie si cela enrichit ta vie ; te ruiner pour y parvenir fait partie de la perte d'amour envers Toi, ton cœur pleure de l'intérieur. Tu souffres et sur ton chemin tu fais souffrir, le vide te rejoint tel un abîme de tristesse déversant des larmes inondant toute la terre. Continue sur ce chemin et Noé devra à nouveau construire une Arche d'Alliance pour te sauver de l'ignorance.

Nous, les humains, sommes tous les enfants de l'Arche d'Alliance.

Nous sommes venus sur Terre sous forme de cristal blanc très pur, vestige ancestral.

Les Crânes de Cristal représentent l'énergie diffusant les lois de l'incarnation humaine, donnant le possible d'être Fils de la Terre, Fille de la Terre, puis Père et Mère.

Les lois primordiales proviennent de la Table de Cristal. Nous nous devons de les respecter pour l'équilibre de la Terre qui, depuis cette transformation, est notre Mère.

Renaître dans ta propre vie t'offre la possibilité de quitter tes chemins de souffrance pour découvrir le chemin de la conscience.

Cette métamorphose touche le monde des sentiments, tu ne peux évoluer que dans le partage de tes valeurs sur tous les plans. Tes secrets sont des barrières à l'évolution de l'autre qui ne pourra exprimer sa souffrance et la vivra par la voix(e) de l'inconscience, tu en deviendras le support émetteur puis l'émetteur lui-même.

Le cloître de la souffrance est l'enfant des croyances qui demande à te prouver, alors que tu sais, tu as seulement oublié ! Perturbé(e) par tes fantasmes et tes peurs, tu as perdu ta clairvoyance, ta clairaudience, supports indispensables pour vivre… la fluidité.

La base du concept primordial

Les puissances primordiales ont des lois qui sont basées sur l'équilibre du tout.

Le centre est la référence, il rayonne en toutes choses qui respectent ce concept.

Tout éloignement inconscient pousse à l'expérience involutive qui sera mise en mémoire pour instruire les gardiens du centre.

C'est de l'involution que va naître l'évolution par l'éveil de la conscience.

« Ne juge pas ton ennemi, il est (un maître) »
Quand ta conscience sera éveillée, tu comprendras.

Protection des valeurs

Loi primordiale !

Ne prends jamais en compte la souffrance de l'autre.

Tu ne pourras que souffrir !

Reste disposé(e) à l'écouter simplement et laisse ton cœur parler, il est maître de Toi, sa valeur est sans égale, son ressenti provient du centre de tes pensées, la souffrance ne peut pas se déposer en ce lieu protégé par la puissance divine.

La souffrance est un concept humain, sa mémoire se loge uniquement dans notre livre d'histoire.

L'ÉMASCULATION

Ma vision de l'émasculation est d'enlever sa puissance masculine à un homme, tel que le démunir de ses testicules, ou l'excision par ablation du clitoris chez une femme.

Ces mutilations ont un but très précis : mettre un être dans un état inférieur de capacité créative pour prendre le pouvoir sur lui sans résistance ; c'est un procédé de soumission enlevant toute puissance de la volonté du Père Créateur (père = pérennité, puissance de créer).

Dans nos civilisations, l'émasculation est en disparition dans l'ordre physique, toutefois dans l'ordre moral elle est encore bien présente. Un simple vœu de chasteté est une émasculation morale : on fait taire l'organe.

C'est contraire aux lois de la nature et cela provoque le déséquilibre dans la moralité, et quand la soupape cède la déviance arrive, le pédophile étant un émasculé moral, il a perdu le contrôle sur sa morale et la recherche dans les enfants, simplement parce qu'il lui est interdit de développer sa puissance-père.

Ce phénomène est aussi vivant dans l'essence de la femme : enlever sa puissance-père revient à lui enlever sa puissance de défense et lui donne le risque de se faire violer sans se rendre compte tout de suite de la manipulation indélicate et non assumée, car il faut comprendre qu'un acte assumé quitte le monde du viol pour entrer dans le chemin des réparations.

Nul n'est parfait mais l'éthique pose des étiquettes qui provoquent des pressions énormes sur les êtres qui attachent trop d'importance à leur structure ; le reflet de l'image les poussera en avant par le prestige reçu ou à l'effondrement par le défaut découvert, tout cela par la voie de la comparaison recherchant un idéal artificiel provenant d'ordre moral décentré.

Comment l'être humain est-il arrivé à un tel état de naïveté ?
Nous sommes tombés dans l'inconscience quand nous avons voulu jouer au jeu de l'éternité dans la matière.

Cette intention a brisé l'équilibre primordial de la continuité pour créer une nouvelle conscience, seulement pour créer, il faut un centre créateur, une mémoire qui sera l'architecte de l'œuvre à accomplir, et pour construire, il faut une source d'expérience que l'on doit comprendre pour renforcer l'équilibre de la nouvelle structure.

Dans toute construction matérielle la puissance centrale est à respecter, c'est celle du père créateur qui réside aussi bien dans l'homme que dans la femme.

Si ce pilier est brisé en Toi, que ce soit d'ordre moral ou physique, tu deviens une proie mangée à toutes les sauces de la vie.

Ta première recherche sera celle d'un sauveur et tu le trouveras !
L'illusion a toujours besoin de serviteur pour prouver sa puissance castratrice, mais combien enrichissante pour la conscience qui ne juge pas et tire parti de l'inconscience pour mettre en enseignement les dégâts émis envers le temple de structure vivante qu'est L'ÊTRE HUMAIN !

Le trésor des jeux interdits

L'origine des jeux interdits provient des mensonges habitant ton être.

Le monde secret des mensonges est le jardin des jeux et en même temps le maître révélateur des blessures qui t'habitent.

Ce maître secret est le perturbateur de tes sentiments. Tu fais dans ses bras des expériences exquises, voire sublimes, mais elles sont infectées de trahison et tu en sors coupable et révolté(e), une épée s'enfonce dans ton cœur, ton expression devient duelle.

Le duel est un poison puissant pour tes sentiments, il te juge par le mensonge proféré envers ta puissance. Par contre, si tu mets une parfaite intégrité dans tes sentiments, le duel se révélera différent et tu changeras. Tout ce qui s'oppose ou s'offre à Toi, devient enseignement pour te réaliser.

Reste sur tes gardes, tes ennemis intérieurs et extérieurs sont nombreux.

En voici quelques-uns: ta jalousie, la jalousie environnante, ta honte, la honte environnante, ta culpabilité, la culpabilité environnante, ta peur, la peur environnante…

Chaque émotion a une vibration différente. Pour l'identifier il est très important de suivre uniquement le chemin de l'intégrité afin de redécouvrir le plein potentiel sentimental de ton être.

Le trésor de la sexualité

Que vas-tu chercher dans la sexualité ?

Toute la puissance du centre créateur.
Ce pilier de lumière te relie à la source divine donnant l'énergie à toute vie.

Ta sexualité est le symbole même de l'art de créer, et tu en es le maître incontesté.
Du viol à la passion, le chemin est très étroit, les sentiments étant maîtres des lieux sacrés de la sexualité, toute action de pouvoir sur l'autre peut se traduire par un viol.
La première intention est d'ordre moral, la seconde relationnelle, le passage à l'acte sexuel ne sera pas assumé par celui qui a instauré son pouvoir sur l'autre.

Le support du pouvoir n'est pas de l'amour, mais une recherche de puissance utilisant la manipulation pour réduire à l'impuissance sa victime en passant par ses canaux de souffrance. Le violeur va neutraliser sa proie en instaurant le jeu du mensonge, fabuleux créateur de la peur soumettant la victime au JEU DE POUVOIR !

C'est divinement diabolique et malheureusement présent tous les jours dans la création d'une vie inconsciente.
Combien d'échecs relationnels vécus pour arriver à comprendre la voix(e) du centre, celle du créateur qui assume son œuvre, en

corrigeant les virages défectueux, pour harmoniser les structures de la vie.

Dans une vie inconsciente, le support de la sexualité et des actes sexuels est de l'ordre des mémoires ancestrales en résonance avec notre support matériel.

La matière grandit par un effet miroir, nos relations avec d'autres êtres animent les miroirs et notre système de pensée matérialiste travaille les schémas ancestraux qui se redessinent conduits par notre inconscience.

Ayant perdu la lecture du Livre de la Vie, nous redessinons l'histoire du monde des soi-disant secrets, bien gardés par la peur, la honte, la culpabilité et le jugement.

Les miroirs peinent à se briser, notre illusion de perfection humaine n'est qu'un habit de surface. Dans nos entrailles, le duel règne en maître avec son alliée la vengeance, il reconstruit les schémas brisés par la fluidité.

La clarté fait peur à l'être humain. Il se sent jugé par les reflets dualistes qui le traversent et la soumission lui semble une protection parfaite. Malheureusement, c'est la voie d'excellence pour enrichir l'esprit duel.

Nous nous empoisonnons les uns les autres par des jeux de pouvoir, compliquant les situations pour nous donner de l'importance, comme si « avoir » était une valeur plus élevée qu'« ÊTRE ».

Le monde du vivant ne demande pas la perfection, il souhaite que nous soyons plus CONSCIENTS DE NOS ACTES !

L'obsession

Une obsession
est
impossible à satisfaire,
elle provient
du Vase vital.

La roue Médecine
a subi
un choc et ta semence
de vie s'envole aux
quatre vents.

Le karma de l'ego

Le karma est né le jour où l'être humain a demandé le libre arbitre.

Découvrant l'essence des Dieux, il a voulu créer par sa propre volonté sans se référer aux forces primordiales qui sont l'essence de toute chose.

C'est la puissance de la conception de tout ce qui est, mais l'être humain a voulu son propre concept et il l'a reçu.

C'est la naissance du voile qui a séparé chaque être de la source primordiale pour que l'expérience de chacun puisse prendre forme.

Ébloui par ses capacités, l'être humain a utilisé sa puissance pour créer; il a multiplié son image en oubliant les lois du concept qui sont basées sur un équilibre. C'est la naissance du premier problème, ensuite la mort l'a résolu en partie, mais une essence divine a la vie éternelle.

Il est très difficile de concevoir pour un être humain concentrant son expression dans la matière qui est son véhicule terrestre, de retrouver son essence divine.

Tout est bien en place pour que les êtres humains construisent la vie matérielle avec leurs véhicules.

L'attachement est né et la perte d'un support de vie quel qu'il soit se transformera en

Souffrance!

La lutte pour redécouvrir l'éternité va commencer.

Ayant perdu la loi du centre dans notre conscience créative, nous partons dans de folles expériences qui vont enrichir nos mémoires cellulaires, et le centre deviendra la matrice de notre mère nourrie par l'essence du père concepteur. L'enfant reçoit dans sa matière les mémoires cellulaires de ses parents et s'il résonne par sa puissance matérielle, il reconstruira le karma de ses ancêtres.

Sa puissance n'est pas divine mais humaine et ses limites sont la

Mort !

Les gardiens de cette limite sont la

Peur du Jugement

Notre inconscience nous fait croire qu'après nos folles expériences il y a un abîme, alors que c'est une

Libération

où les miroirs de nos dettes karmiques se brisent par l'effacement du monde de l'illusion qui a utilisé le jugement pour garder sa raison d'être, et il l'a instauré à un endroit bien précis en le protégeant par des tabous, en le qualifiant de jardin secret, c'est tout simplement la **matrice de la femme**, le gardien de ce virus, la

Culpabilité

qui n'existe que par la voie(x) intérieure du

Jugement !

Pour le jugement, comprendre n'existe que par la voie(x) de la sanction

Destructrice

C'est celui qui te colle une étiquette avec un scotch double face pour que tu puisses coller à l'autre ton déni et ta frustration. Soumis à lui, tu seras son serviteur/sa servante inconscient(e). Manipulé(e) par la peur de perdre, tu vas grandir sous son influence et procréer avec lui. L'enfant qui naîtra sera ton juge, te soumettant à ses désirs, tu deviendras son esclave.

En prendre conscience, c'est essayer de comprendre le mécanisme pour corriger les effets négatifs.

C'est un travail qui revient à chacun.

L'humanité court à la destruction, non par la faute des autres mais par son

Inconscience

Soumise à ses peurs, elle cherche un sauveur, mais sa voie(x) fait appel à la

Vengeance

Et le vengeur est un juge qui se donne le droit de corriger une situation à laquelle il n'a rien compris.

C'est simplement une victime soumise à sa colère karmique, collée à sa destinée par ses mémoires ancestrales, elle va cultiver le jardin de l'ego karmique lui donnant toute sa puissance, pour donner raison à ces croyances ; elle sera placée sur un piédestal par ses adeptes, mais ses opposants seront ses bourreaux, et la puissance karmique de l'ego reste le

Maître incontestable de l'inconscience.

Par ce texte, je touche à tes intimes convictions et par la voie du jugement, je suis le bourreau. J'accepte la sentence car je comprends ta souffrance, elle torture ton inconscience. Par la lecture de mes écrits, l'activation de ta guérison a commencé, mais l'admettre t'est encore difficile, la pression des inconscients qui t'entourent te pousse à t'introvertir et c'est une sagesse pour ne pas devenir une proie du jugement. Profite de ces moments de calme pour construire tes bases et devenir maître de Toi tout en sachant que tu es l'élève de la vie et que sans l'autre tu n'es rien.

Comprendre la puissance karmique de l'ego et parvenir à transcender les peurs en connaissance, c'est découvrir la possibilité de vivre dans une autre dimension conceptuelle où la

Transparence
Est l'essence même
De la vie !

Le jugement ne trouvant plus sa raison d'être, tes erreurs deviendront des connaissances pour cultiver une vie plus harmonieuse. Tu auras la capacité de comprendre tes retours en arrière, ils ne seront plus pour juger mais pour comprendre, tes explications dérangeront les juges, mais ils seront impuissants devant la clarté de tes propos, tu seras à leurs yeux une bête curieuse et ils resteront à distance guidés par leur souffrance, la peur d'admettre leur inconscience les soumettra à te fuir, utilisant l'essence même de leur souffrance !

Le jugement :
Un virus qui n'a qu'un seul antidote, c'est travailler à comprendre.
N'oublie pas que conscient veut dire comprendre et
la source du savoir est l'expérience consciente !

Le monde de l'ego karmique est un monde d'illusions où la recherche d'un coupable à sa situation fabrique des jeux de pouvoir, développant des puissances d'oppositions faisant perdre la tête à ceux qui cherchent, ils en oublient qui ils sont. Leur expérience de vie leur montre, mais la vengeance est aveuglante et c'est là que l'ego est le plus actif, il attire à lui tous les inconscients qui vont par leur action nourrir le monde de l'illusion ; le cercle vicieux est en place, son centre peut créer des atrocités nourries par la puissance karmique, l'inconscience fête ses victoires destructrices en se glorifiant d'être une sauveuse, mais elle oublie de regarder à l'échelle de l'unité humaine quel bénéfice elle a apporté. Une nouvelle expérience sans sagesse, toute en puissance, rien en conscience, est due au déséquilibre de cette raison d'être qui ne fait appel qu'à

« avoir » et qui oublie d'« être » !

Pour être, il y a une conscience et le monde de l'illusion nous a fait confondre savoir et conscience ; nous avons construit des écoles du savoir développant un déséquilibre social et économique sans précédent, une ruée vers l'or où les machines réduisent l'être humain à l'inutile infecté par le pouvoir d'avoir, inconscient des voies(x) de la

Sagesse d'être !

Que veut offrir l'humanité à ses enfants par une telle inconscience ? Qui est le responsable de ces actes ?

Nous ou les prochains ?
Qui est responsable ?
Qui est coupable ?

Je te laisse de la place pour répondre :

____

____

____

J'ai provoqué tes sentiments et les larmes coulent de tes yeux. Il y a bien longtemps que cela ne t'était pas arrivé. Ton inconscience protégeant tous tes actes délictueux par la mise en accusation de l'autre, repoussant tous les jours la mise en place de ta

Responsabilité !

Tout chemin d'oisiveté a une fin et je t'en ai donné la cause. À toi de voir le résultat. Je compatis à ta souffrance ; ce chemin je l'ai suivi comme chaque être humain le suit, mais j'avais envie de créer autre chose que ce que je voyais et ressentais ; il me manquait quelque chose, c'était une véritable raison d'être et j'ai trouvé la cause du problème : l'illusion karmique interdit l'accès à l'unité, c'est la division de la conscience humaine brisant la transparence dans le couple. Elle guide nos enfants dans la voie du mensonge, polluant leurs pensées par des artifices, leur faisant perdre le contrôle de leur véhicule de chair, les mettant à l'épreuve d'expériences dictées par les causes à effets d'une illusion qui punit par inconscience.

L'ego karmique a créé la division de la race humaine, les cultes obscurs se sont nourris de cette croyance pour créer de fausses voies(x) de guérison, utilisant le jugement pour découvrir la cause et semant la division dans les familles en dénonçant des coupables inconscients de l'illusion qui les habite. Les accusés ont pris le chemin de la révolte en rejetant leur création par simple état de fait qu'elle touchait à leur empreinte de souffrance et cela était intolérable pour eux. Vivant sous l'emprise du jugement, il leur est impossible de prendre conscience de la cause du problème, l'illusion karmique est maître de leurs pensées, du moins tant qu'ils chercheront un coupable à cette situation, mais il n'y en a pas vraiment si ce n'est que

L'inconscience !

Injustice

Tant que tu prends quelqu'un pour un(e) con(ne), c'est que tu as encore des leçons à étudier sur ton chemin de vie ; ton sentiment d'injustice est encore très actif, ta notion des valeurs est en déséquilibre et ton guide n'est pas la sagesse, mais le jugement. Dans cet état de penser, tu perds tes capacités créatives, car tu es en mode destruction, le monde obscur devient le maître de ton attitude et tu te sentiras rejeté(e). C'est l'enfant gâté(e) vivant au fond de Toi qui se réveille prêt(e) à faire sa petite crise pour recevoir un peu de pitié perçue par tes sentiments déséquilibrés comme de la compassion.

Le problème est ton seuil d'acceptation. L'orgueil t'aveugle, l'égocentrisme t'introvertit, ton attitude devient détestable… et tu voudrais que l'on t'aime, ce qui est tout à fait possible, mais il te faudra faire un travail sur Toi et, dans ton état d'esprit, ce ne sera pas facile de l'entendre, car il émane de Toi une violence à faire fuir la compassion.

Cette violence provient de la peur qui te pousse à des actes inconscients et très destructeurs pour ta valeur personnelle, car si l'on touche à ta souffrance, tu te mets en position de victime et tu te transformes en bourreau.

Tu es à l'extrême de ton mal-être. Relis le texte et tu remarqueras quelque chose de très important : tu es le/la co-auteur(e) de ton problème, mais… attention, ton mode de penser te dit « coupable », moi je dis « responsable », et je t'offre la clé pour sortir de cette situation : arrête de juger, c'est la seule façon de briser le miroir de ta souffrance. Il faut de la volonté sans l'obstination, la voie(x) de la sagesse est souple et non pas rigide comme le jugement de l'être humain qui vit par la puissance de l'épée. Une grande confusion dans la pensée de l'être humain est de croire que l'équilibre est régi par un jugement. C'est totalement faux, nous sommes régis par la loi des

Causalités.

C'est la loi du mouvement de la matière. Tout se déplace, rien ne se perd, les frottements entre les matériaux provoquent des champs électromagnétiques ; les pulsions de ces champs alimentent ton cerveau en résonance avec tout ce qui t'entoure, mais tu peines à en prendre conscience. Ta blessure touchant à ta raison d'être, tu raisonnes comme une cloche fendue et tu cherches un coupable. Dans cet état de penser tu seras toujours une victime, tu suis inconsciemment le chemin de la pitié et tu es un aspirateur de souffrance, tu sors de la voie(x) du respect pour entrer dans celle de la soumission ; par inconscience, tu es devenu(e) l'esclave de tes pensées et tu crois sauver les autres, alors que c'est le sentiment d'injustice qui a créé ce concept en Toi.

Tu voudrais savoir pourquoi cette affection te touche ? C'est que ta conscience est en phase d'ouverture, mais la peur qui réside en Toi domine encore ta raison d'être, elle te soumet à tes vieux schémas involutifs qui agissent sur tes pensées ; tu as reçu la puissance de sortir de ces schémas mais tu as peur de prendre le volant de ton véhicule humain, ton attachement à tes vieux concepts te font croire que tu es coupable et tu perds ton temps à chercher ton bourreau. En faisant cela, tu vas semer le sentiment d'injustice, car tu raisonnes comme un juge et tu retournes à la case départ.

On recrée toujours le miroir
de ce que l'on n'a pas su comprendre,

C'est une loi, elle impose le respect. Oublie-la et tu perdras ton temps dans les mondes de la

Vengeance.

Tu deviendras la proie des autres qui te jetteront après emploi en te laissant le sentiment d'avoir été abusé(e) ou violé(e), c'est le sentiment d'injustice qui t'affecte et te fait entrer dans ce jeu destructeur te poussant tout droit au

Masochisme.

Ta conscience souffre terriblement d'entendre cela car elle se juge et s'autopunit au point de vouloir quitter son véhicule terrestre, alors qu'il suffit de briser le miroir de la honte et de reconstruire avec conscience de ton problème ; c'est te connaître pour te reconnaître ; poser ton fardeau de souffrance et l'étudier sans le juger pour en comprendre les mécanismes et remettre ton horloge de vie à l'heure pour retrouver l'harmonie en Toi et savoir qui tu es vraiment.

Intention

Dans toute création, il faut une intention,
elle provient de l'intuition.

C'est une énergie qui dépasse ton mental,
sa provenance est comme un ordre invisible à tes yeux
et
sacré à ton cœur.

Dans l'intention, la sagesse te guide,
tes peurs peuvent te conduire sur des chemins chaotiques,
mais riches en enseignement.

Au bout du chemin, la sagesse te prend dans ses bras,
la peur est dissoute,
l'enseignement est installé,
la construction continue.

La charge du jugement

C'est la prise en compte du jugement

qui

t'empêche de choisir

pleinement

ton chemin de vie.

Trahison

La trahison est née de l'injustice, mais le jugement est l'activateur du traître.

Ce sont les jeux de pouvoir qui ont créé la trahison pour condamner tout être qui parlerait des secrets de leurs mensonges. Le promoteur de tout cela est le profit, tout est basé sur ce mot, on profite de l'autre en lui faisant croire qu'il est injustement soumis, poussé à l'acte par le jeu de l'injustice, il entrera dans la souffrance de la trahison, son gardien deviendra le

Mensonge,

mais le miroir de la vie va le persécuter, un espace s'est créé en lui comme un vide, sa vie sentimentale est blessée. Un enfant naîtra de cette blessure, c'est la

Culpabilité.

Le culte du secret est né, ses gardiens sont en place, les expériences désaxées peuvent travailler sous haute protection, tout est mis en place pour que celui qui parle soit réduit au

Silence !

Bienvenue dans le monde de la

Soumission,

ce comportement créera un terrible sentiment ravageur :

La Peur !

Sa magie développera un instinct d'hyper protection enfermant ton être : c'est la naissance de la manipulation

Inconsciente

gérée par la peur qui te fait empoisonner les êtres qui t'entourent tout en te donnant l'impression d'être un

Sauveur.

Cela durera tant que tu en retireras un profit, mais quand la recherche de puissance t'épuisera, tu entreras dans le jeu de la

Violence

verbale et gestuelle. Dans cet état, ce n'est plus Toi qui agis mais ta souffrance ; tu es proche de la schizophrénie, aveuglé(e) par la peur, tu te décentres, tout te fait peur, ton inconscience t'a fait perdre ton empreinte primordiale, tu ne fais plus que heurter des problèmes, c'est le moment de t'arrêter et de faire appel à la voie(x) de la

Fluidité

sinon tu vas entrer dans le monde de la

Vengeance,

où tu deviendras un bourreau à la recherche d'un coupable, le jugement s'est emparé de Toi, tu serais prêt(e) à tuer pour donner raison à ta soif de réparation. Tu entres dans le monde victime, et le mur des lamentations n'est pas loin… Passe à l'acte et la

Culpabilité

te reprendra dans ses bras, la trahison aura eu raison de Toi et un petit plus t'habitera : tu auras peur de Toi-même ! Soumis(e) à l'extrême, tu es potentiellement dangereux(se) car tu n'as plus rien à perdre, le profit t'a trahi(e), le jugement t'a exécuté(e) et la honte t'a rejeté(e), tu n'es l'enfant de plus personne. Attention, la voie du suicide n'est PAS le bon chemin ! Tu donnerais raison au poison de l'inconscience qui continuera de faire ses dégâts ; la trahison ne peut pas se détruire par la mort car elle réside dans la vie, c'est seulement en la comprenant que l'on peut la réduire au silence, c'est l'étudier pour savoir la reconnaître et un jour se connaître.

Tu voudrais connaître le créateur de la trahison ? C'est la

Jalousie !

Vivant par le reflet, elle ne supporte pas qu'un autre soit plus reluisant que le sien, elle fait alors appel à son miroir magique pour s'étudier et se comparer ; la brillance de l'autre la fait souffrir ; nourrie par la vengeance, elle essayera de détruire ce reflet qui perturbe son image ; rattachant sa valeur au regard des autres et oubliant la sienne, elle empoisonnera la vie des autres inconsciemment, allant d'échec en échec ; elle augmentera sa puissance destructrice, mais son miroir se brisera quand la voie de la sagesse lui parlera ; ses raisonnements sans fondement ne proviennent que d'un monde d'illusion où l'on utilise l'autre pour se donner de la valeur en laissant la sienne à la perdition.

Te construire par la jalousie revient à te soumettre au

Jugement

avec tous les attributs qui l'accompagnent. J'ai mis toutes tes pensées au tapis et tu te sens détruit(e), tes peurs en ont pris un coup, elles étaient ton support de vie et elles te quittent car elles perdent leur raison d'être. Ne pouvant plus exercer de pouvoir sur Toi, leur valeur destructrice te quitte, l'espace que tu ressens n'est pas un vide, mais de la

Liberté !

Reste en respect et sagesse envers celui qui est encore infecté de façon à ne pas contracter à nouveau l'infection, c'est moins grave mais désagréable car ta conscience te mettra dans un moment de colère surtout envers Toi, c'est l'éveil de la réalité qui te pousse en avant sur le chemin de la vie.

C'est une approche d'éveil de qui tu es vraiment !

Jalousie

La comparaison compétitive

fait

naître le jaloux,

et

dans la phase d'échec,

la frustration.

Culpabilité

La culpabilité touche ton cœur émotionnel, elle brise l'expression profonde de tes sentiments en te divisant : ta colère te pousse aux jugements et la soumission t'accuse.

Dans le filtre de ta voie(x) vit la violence par la culpabilité qui recherche un coupable à ton émotionnel blessé, alors qu'il serait plus sage d'en chercher la cause et de la comprendre, mais ta blessure te torture, le simple fait de la toucher te révolte en te poussant au jugement. C'est la recherche d'un coupable qui naîtra dans tes pensées ; tu te déchargeras sur la première proie que tu rencontreras et tu la mettras au rang de coupable par

Inconscience.

Tu montes en puissance et l'échec est à ta porte. Tu vis dans le monde de la destruction en phase finale ; tes actions connaissent leurs rétributions à des rites de plus en plus rapides, et si tu ne trouves pas très rapidement la voix(e) de la fluidité, ton comportement va devenir insupportable pour ton entourage qui te poussera à l'isolement, et ta blessure te fait souffrir.

Cette construction a une cause, mais ta blessure dit vengeance, le jugement a pris la place de comprendre et tu es devenu(e) le bourreau de Toi-même, tu n'arrives plus à assumer, tu n'as même plus confiance en Toi, tu vis dans une peur continue cachée par tes actes de violence, la haine mange gentiment l'échelle de tes valeurs pour te placer à l'endroit pour laquelle elle avait été créée :

La soumission !

Il n'y a que la fluidité pour sortir de ces schémas destructeurs envers Toi.

Alchimie et magie

Deux sciences à ne pas confondre.

L'alchimie fait partie de la volonté à comprendre les effets de différentes réactions qui mettent en action des éléments dans le but de les définir dans le monde du vivant pour que la forme reste stable et prenne vie. C'est un concept très fragile au départ, mais quand le concept prend conscience qu'il est vivant, la volonté d'être va l'animer lui faisant prendre de plus en plus de place dans son lieu de vie. L'alchimiste-créateur donne une définition à son concept pour éviter un déséquilibre et si le concept s'éloigne trop de sa définition, il va tout simplement disparaître ne pouvant plus garder sa forme initiale. C'est à ce moment qu'intervient la magie !

La conscience n'acceptant pas de perdre sa définition, elle cherchera une solution pour réparer et prolonger sa destinée, c'est subtil car elle entre dans le jeu de la manipulation et de l'inconscience ! Si ce chemin aboutit pour une part de vivant, c'est le jeu du pouvoir qui prendra place en effaçant l'alchimie de la définition, transgressant les lois du concept primordial. Un monde d'illusion prendra place, les croyances seront maîtres des lieux berçant d'illusions les consciences inconscientes tout en se servant de leur concept pour agrémenter le leur. Mais l'inconscience a une limite : c'est la perdition. Sa faiblesse est l'attachement à sa magie qu'elle croit sans faille, son armée est puissante et son code est un mot qui pousse la curiosité de toute conscience, il se nomme le secret.

Qui est le promoteur du secret ?

Le mensonge.

Ce n'est pas si simple, un virus a pris place dans l'éloignement du concept primordial qui te place devant un grand vide, c'est la peur !

La peur est un perturbateur de conscience, elle te pousse dans les jeux du mensonge les plus subtils, toute sa puissance est dans le reflet qui rejette toujours l'image du coupable à celui qui touche au monde du mensonge. La peur t'enferme dans un monde de culpabilité et de soumission ! Cette œuvre provient d'une conscience inconsciente. Un retour à la conscience est délicat car les premiers pas sont la révolte ; c'est le réveil de l'esprit duel qui t'offre un juge pour te défendre. Ce chemin te conduit au chaos, il reflète ta peur qui va te guider et l'inconscience se jouera de Toi en te donnant la puissance de l'épée. Ce reflet te fait changer de rôle : tu passes de victime à bourreau !

Mais ton maître est toujours la conscience inconsciente. Ton petit moment de conscience t'aura seulement permis de déplacer ta puissance que tu as cru être un pouvoir, et pendant un moment tu as pensé devenir maître de Toi-même, mais malheureusement tu finiras par tomber et souffrir de cette croyance, car elle se nomme vengeance.

C'est l'enfant dualiste que tu as rencontré avec sa tribu : la guerre, et son résultat, la division.

La division multiplie les reflets et donne de la puissance aux secrets et le déséquilibre continue.

C'est ce que tes croyances te font croire.

En réalité l'équilibre règne en maître par la toute-puissance du 1,618…

Ce chiffre étant la base du grand TOUT.

L'alchimie du nombre d'or n'est pas soumise au temps, parce que c'est elle qui le définit.

La magie n'est qu'une gomme qui cherche à effacer ses erreurs inconscientes.

Le jour où l'inconscience disparaîtra, l'expérience restera en mémoire dans le but de protéger la conscience d'un retour à l'expérience qui la plongerait à nouveau dans des jeux inconsidérés, brisant l'équilibre même du nombre d'or 1,618. Sa seule mise en place dans une création impose le respect par l'énergie harmonique qu'elle émet.

Certaines constructions sont l'empreinte de cette conscience, malheureusement des inconscients ont utilisé ces lieux à des fins de pouvoir, souillant ces lieux divins de leur mémoire inconsciente.

Le seul fait de placer un objet déséquilibré en ces lieux peut dégrader le climat harmonique du bâtiment. Mais si vous placez un objet qui correspond à la règle 1,618, où qu'il soit, il sera toujours au bon endroit.

C'est ce que certaines personnes recherchent et nomment synchronicité.

L'inconscience met une barrière à ce phénomène : la jalousie. Son travail est de blesser en poussant à l'erreur les maîtres de la règle d'or. Stratégie bien inutile et très difficile à faire comprendre à l'inconscience attachée aux racines de son passé, qu'il n'y a pas de coupable au fait de vivre dans l'inconscience ! Il subsiste seulement une cause et le jugement ne peut pas régler le problème car il le déplace en proférant une accusation. La blessure se déplace et l'opposition subsiste ouvrant la porte à la rancune où le culte de l'inconscience peut travailler en toute impunité soutenue par le pouvoir du jugement.

L'enfant-roi

Quand tu es dans le rôle de l'enfant-roi, tu es un(e) fin(e) manipulateur(trice).

Tu ne trouves ta valeur que dans la gloire. Perdre est inconcevable pour Toi, cela pourrait te donner un ressenti de faiblesse et tu détestes cette situation qui te met dans des colères inconsidérées. La puissance de cette émotion te décentrera, ton guide devient la naïveté, tu développes une puissance de colère activée par la peur qui te pousse sur le chemin de folles expériences aux résultats chaotiques.

Ta conscience est manipulée par ta souffrance, la valeur que tu donnes aux cadeaux t'enlève toute la valeur de Toi-même. Tes émotions te montrent ta puissance seulement dans la victoire et la gloire. La voie(x) de la fluidité pour parvenir à te libérer t'est cachée. Tes émotions se jouent de Toi, ta puissance est légendaire mais les résultats sont médiocres.

Quand tu deviens détestable avec les autres sans raison valable, c'est l'enfant-roi qui te pousse dans le monde de la jalousie dans le but de chercher des valeurs chez les autres en les détruisant pour pouvoir te nourrir de leur défaite et grandir de tes actions.

L'émotion ne connaît qu'une seule place : la première !

Plus ses effets sont actifs en Toi, plus tu utilises des chemins délictueux pour obtenir le résultat de tes désirs, cette situation pouvant aller jusqu'à la perte totale du contrôle de ton être. C'est le jugement qui te prendra dans ses bras, te jurant fidélité et service, plaçant en Toi deux juges de paix :

La honte et la culpabilité !

Soumis(e) à elles tu trouveras une ligne de conduite, mais si un jour tu décides de te libérer, il faudra franchir le filet

Des frustrations !

La peur prendra possession de Toi, il faudra la dissoudre pour quitter le schéma de l'enfant-roi sinon c'est l'émotion victime qui prendra sa place et tu feras appel à la pitié, ruiné(e) par ton inconscience. C'est cruel, mais réaliste. L'émotion fait taire la souffrance ; quand tu la poursuis et qu'elle te quitte, tu en souffres ! C'est une ouverture à une vraie guérison qui se révèle sentimentalement.

Écoute bien ton corps, il te parle par la voie(x) de ton cœur.
C'est ton dernier passage pour retrouver ta CLARTÉ.
Remercie ces instants de libération, ta souffrance te quittera plus rapidement et ta conscience s'illuminera à jamais, pour autant que tu restes dans la clarté.

Pitié

Ton inconscience te soumet à la pitié, son jeu te place à la recherche de tes valeurs et le rôle à jouer devient celui du sauveur.

Un sauveur a besoin du chant des victimes pour nourrir ses valeurs, il est la proie de la pitié.

Le jeu de la pitié est le fossoyeur de ta conscience, donne-lui la main et tu en seras l'esclave. L'illusion te fera croire que tu es un pilier de lumière, mais si ta conscience s'éveille, tu seras triste de remarquer la toute-puissance de la pitié qui t'a mis(e) dans le rôle de sauveur. Tu es en réalité un pilier d'illusions cultivant le jardin des victimes. Bien triste résultat : la pauvreté définie comme telle par la richesse aura soif de cette valeur et la riche victime se glorifiera de tes dons lui donnant provisoirement l'apparence d'un sauveur.

Si tu es un sauveur de cet ordre, tu viens de découvrir que tu souffres de l'empreinte de la pitié et tu en es une victime inconsciente.

Ta prise de conscience te fait comprendre le jeu de soumission protégé par l'illusion d'une valeur future, alors que tu as toutes les valeurs nécessaires à ton existence. Seule ton inconscience te fait croire à la gloire.

Ta recherche d'équilibre sur terre provient du jeu de la pitié et tes yeux se nourrissent toute la journée de ces reflets négatifs ; on te dit coupable d'être riche, on te dit coupable d'être pauvre… Où vit un coupable ? Simplement en prison, et la pitié rit de ton inconscience, mais Toi, tu pleures de ta souffrance par l'émotion de l'injustice. Une grande émotion de trahison essayera de te garder dans le jardin victime du culte de la pitié, c'est le moment de t'attribuer un virtuel pied au c…

La personne qui aura le courage de te donner ce pied au c… sera un vrai sauveur !

Seulement au début, tu la détesteras parce qu'elle t'invite à sortir de ton rituel rassurant pour entrer dans l'inconnu. C'est ce que ton inconscience te fait croire et tu es si bien confiné(e) dans ta prison, protégé(e) par la pitié, nourri(e) par la générosité de la culpabilité, tu ne peux que regretter ce lieu qui était le berceau de tes illusions et le maître enseignant de ton inconscience.

Remercie très chaleureusement
ta conscience.
Elle t'a conduit
à ta guérison.

ATTACHEMENT = SOUFFRANCE

Quand on vit en résonance
avec
la souffrance d'un être,
on ne peut pas la contrer.

La souffrance
étant
le maître incontesté des causes qui nous
attachent à cette raison d'être,
seul
un espace d'intelligence
peut
apporter une définition
à
la cause de cette résonance.

Empreinte de viol

Toute relation construite avec violence est le support d'une empreinte de viol. L'émotion de cette situation est la vengeance qui veut garder sa raison d'être. Ses gardiens sont puissants, ils ont mis en place le jugement pour te soumettre par la voix(e) de la peur. Cette peur qui te pousse à l'inconscience en te faisant devenir le bourreau de Toi-même ouvre les portes de l'agression en Toi pour te soumettre à ses jeux d'inconscience ; tu te sens monter en puissance mais c'est une erreur, tu montes en SOUFFRANCE !

L'agression se joue de Toi, elle te transforme en victime, prenant tes valeurs pour construire ses schémas et quand tu commences à comprendre les dangers du jeu, l'empreinte du viol te pousse dans le monde de la culpabilité, te jugeant indigne, tu es soumis(e) aux jeux de pouvoir et entres par inconscience sur les chemins du chaos, tout devient lourd et amer chaque fois que la vie te met à l'épreuve.

Tu sembles avoir une chaîne aux pieds, mais en réalité se sont tes émotions qui t'affectent. Tu n'es plus Toi-même, tu parles au travers du filtre de ta souffrance que tu n'arrives pas ou plus à exprimer en t'enfermant au plus profond de Toi-même. Tu cultives l'empreinte du viol par inconscience.

Mon affirmation entendue par la faille de ta souffrance te fera dire que je te juge et je te dis que je reconnais le jeu de l'empreinte du viol.

Sa puissance te pousse toujours dans des schémas obscurs, mais elle a besoin de lumière pour cultiver son jardin, elle la capte par des petites ouvertures dissimulées dans l'empreinte de ta souffrance, et ton état d'inconscience ne te permet pas de le voir.

Mais cette faille est allergique à la TRANSPARENCE.

La seule façon de dissoudre cette souffrance est de rentrer dans le monde de l'intégrité. Les premiers pas doivent se faire dans le couple, créateurs de la vie future. Nous sommes nés par inconscience dans la souffrance, maintenant que nous commençons à prendre conscience des schémas, ne crois pas que tout va changer instantanément. Ce serait magnifique pour les êtres qui sont prêts à faire le pas, mais accablant pour tous les autres. Restons dans une voie(x) de sagesse et d'humilité envers les êtres qui sont encore soumis à leur inconscience, leurs mystères font partie de leur travail pour grandir, leurs souffrances les feront ouvrir des portes de recherche de compréhension et c'est là qu'ils trouveront les clefs de leur CONSCIENCE !

Il faudra à ce moment être présent pour les guider sur un chemin où le jugement n'est plus le maître, mais (l'ennemi) - je mets ennemi entre parenthèses – qui est dissous par l'ouverture de conscience. C'est seulement une libération de son corps émotionnel pour vivre en conscience avec Soi-même et en respect envers les autres. Bousculer les consciences va émettre des réactions ; nous vivons au travers du reflet et quand notre reflet change, il dérange. Ne te laisse pas impressionner par les jeux de l'inconscience. Elle voudrait te redessiner à son image, ta transformation lui est insupportable et c'est normal : elle met en lumière ses problèmes.

Ta transparence dérange les vieux processus conservateurs des empreintes de la souffrance, mais c'est pour une bonne cause, l'AMOUR. Le mot AMOUR te fait souffrir mais en réalité c'est l'empreinte de ton passé qui te persécute en te poussant dans la confusion ; elle profite des derniers liens d'attachement qu'elle a créés en Toi pour essayer de garder sa place.

C'est très difficile pour l'empreinte de passer du stade créateur au stade mémoire.

Il est important de parvenir à parler ouvertement de ses vieilles histoires et d'en connaître l'essence principale pour éviter un éventuel retour aux points d'attachement destructeurs.

Ne te laisse pas aveugler par ta recherche de pureté, tu risques de devenir la proie des abuseurs en ouvrant les portes de ton CŒUR SENTIMENTAL !

Tout trésor suscite la convoitise des plus démunis, du moins c'est ce que la souffrance leur donne à croire, jusqu'au jour où ils rencontrent un maître de sagesse qui se laissera pénétrer de leur souffrance pour la transformer en connaissance. Les démunis vont se rendre compte qu'ils vivent au travers de leurs souffrances et qu'ils agissent par manipulation, offrant leur cœur sentimental à la pitié, et le réveil se fait dans un corps de VICTIME !

C'est le moment de réagir.

Tu es riche en connaissance, mais l'illusion a appauvri ta volonté ; tu as mis toute ta puissance à chercher un coupable et tu n'as fait que nourrir le jugement qui t'a fait grandir en puissance négative. Il te suffit de prendre cette puissance et de la remercier en travaillant à la comprendre pour reconstruire une nouvelle raison d'être. Cela demande de la réflexion sur Toi-même, tout en restant ouvert(e) aux autres. C'est la référence de tes progrès à comprendre au lieu de juger. En grandissant, tu remarqueras combien tes blessures t'ont affecté(e), étant plus ouvert(e) à la discussion, tu pourras remarquer des mots et des phrases blessants. C'est ton corps de souffrance qui te parle : il te dit que tu n'es pas encore totalement guéri(e). Prends soin de rester calme pour éviter d'infecter la blessure. Une bonne respiration est meilleure qu'un mot de vengeance, elle t'évitera des ennuis relationnels ou de santé, tout dépend de l'expression (introversion ou extraversion), toutes deux te font tomber de ton centre énergétique qui est ton guide.

Violence

La violence

commence

quand

la voie du respect

s'éteint.

Peur

La peur provoque

L'instabilité.

Par ses vibrations elle divise ton cœur sentimental le projetant dans des abîmes qui t'ouvriront les portes à des mondes illusoires. Perdant toute notion des vraies valeurs de la vie, son impact te fera faire des dédoublements de personnalité : inconsciemment, tu seras la proie du jugement en agressant ceux qui touchent à ta blessure, mais la peur te replacera très vite dans la peau d'une victime pour que la pitié vienne à ton secours conservant l'activation de la peur dans toute sa splendeur destructrice. Le jeu est subtil et puissant, il transgresse toute limite de sagesse.

La peur trouve sa puissance dans l'énergie des autres pour nourrir la sienne, son action est le pouvoir et son arrivée le chaos. Par le simple fait que cette vibration n'a pas de base primordiale. Son concept n'est

Qu'Illusion,

Ne pouvant donner aucune valeur à sa raison d'être, la peur va te pousser à la fuite ; pour ne pas être découverte, elle te fera entrer dans la peau d'un déserteur à la recherche d'autres valeurs, mais elle reste active en te déplaçant pour continuer son travail ; ton inconscience est un support idéal, tu es devenu (e) son/sa serviteur/servante incontestable, elle va te pousser aux mensonges pour bien garder sa place en Toi et tu y seras soumis(e) jusqu'à ce que tu fasses un travail de conscientisation, ce qui impose de la fluidité.

Vigilance : la peur peut encore jouer avec Toi et te faire confondre soumission et sagesse.

Les effets se font sentir par de la révolte, de la honte et de la culpabilité. Ce sont les composants de tes blessures qui traversent ta conscience dans tes moments d'éveil. Ne te laisse pas impressionner, reste calme,

Respire profondément
Et…
Bois de l'eau !

Il va falloir évacuer gentiment tes traumatismes par des réflexions calmes et réfléchies pour éviter l'euphorie ; la peur adore ces moments pour reprendre sa place en te mettant en situation difficile à gérer ; elle joue avec ton ego, te propulsant dans des valeurs illusoires d'où tu ne peux que chuter car elles sont d'essence virtuelle. C'est seulement une activation démesurée de tes envies, sans base fondamentale. C'est cruel et bien réel : la fluidité ne s'achète pas, elle s'apprend, et pour la transmettre il faut en être imprégné(e). C'est une règle d'or qui s'impose si tu désires guérir et penses un jour devenir guérisseur/guérisseuse des corps émotionnels.

Dans ce travail, la peur sera ton ennemie, il lui sera difficile d'admettre que tu veux la libérer de sa charge de tyran et ses révoltes voudront te détruire, elle t'enverra des messagers pour te pousser à l'erreur et te replacer dans son empreinte. Il n'y a qu'une seule façon de rester dans la « voix(e) » de la

Sagesse
C’est vivre dans la Fluidité.

Tout ce que tu dis ou fais apporte la fluidité, ce n’est que clarté pour l’être qui écoute ; il sentira sa souffrance car tu touches à ses blessures, puis il comprendra cette situation car ta fluidité le réconfortera.

Jeu des aspirations aux mensonges

Dans le coussin du mensonge se trouvent cachées, par inconscience, des aspirations. Elles te mettent dans une pulsion de recherche, bien sûr inconsciente, mais active au niveau matériel (le corps) et émotionnel (le sentiment). Cette pulsion inconsciente va travailler pour se nourrir, grandir et se définir à redevenir réalité. Quelle réalité ? Si tu restes dans le chemin de l'inconscience, tes actes en seront le résultat, mais ton inconscience te poussera dans le jeu du mensonge et pour garder sa raison d'être, la pulsion incomprise deviendra des pulsions (obsessions) ! Tu penses que tu n'es pas normal(e) ? Mais tu es normal(e). Ton seul problème, c'est que tu te laisses guider par ton inconscience. Pour la dissoudre, un seul chemin : travailler à comprendre le pourquoi du comment sans passer par la voix(e) du jugement qui colle des étiquettes indélébiles à tout être que l'instance a reconnu coupable.

L'inconscience peut-elle être vraiment coupable ?

Non, pas coupable, mais responsable. Le monde de l'inconscience vit en nous par les mémoires de notre support émotionnel ; ce corps nous fait part des souffrances qui l'habitent et qui le mutilent : par ses yeux, il a besoin de voir, par son ouïe, il a besoin d'entendre, par son odorat, il a besoin de sentir… C'est la pensée de l'émotionnel vivant !

Le corps a besoin de sentir les émotions
pour les comprendre :
C'est la loi du vivant !

La plus grande blessure infligée à notre corps humain depuis des milliers d'années est celle du

Mensonge !

Le mensonge a créé la division et c'est dans un monde d'illusions que l'humain a continué de grandir guidé par la peur. Les chemins sont devenus tortueux, les miroirs de souffrance se sont installés construisant le rituel des croyances.

Nous sommes arrivés à croire que l'Inconscience est notre Conscience.

Tout ceci pour la gloire du mensonge !

J'ai visité ces jeux de mensonge et, en principe, on ne revient pas vivant de cette expérience, car l'inconscience a déjà gagné sur la conscience et le retour à la vie normale est impossible. Si cela m'est arrivé, c'est que je suis jumeau dans le même corps et que je pouvais jouer deux rôles en même temps ; j'ai semé le doute dans le mensonge, sa raison d'être m'a parlé, sa souffrance m'a traversé cherchant une voie(x) pour se guérir. Plusieurs expériences de guérison m'ont été offertes, mais ma conscience me disait « cherche plus loin, ce n'est pas ta voie(x) ».

Ces expériences m'ont permis de comprendre comment fonctionnent les voies de guérisons.

Où est la vérité de cette histoire ?

J'ai fait la bien triste découverte qu'un guérisseur n'est en réalité qu'un puissant correcteur de mensonge. C'est pratique pour garder le support matériel en vie et ce n'est pas mauvais en soi, mais cette situation ne répare pas la cause du problème qui cherche à se faire connaître par l'éveil dans notre conscience en s'installant sur certains endroits de notre corps.

Plusieurs instances de médecine se sont mises en recherche sur ce problème métaphysique (le mental qui agit sur le physique), mais les problèmes physiques agissent sur le mental. Toutes ces méthodes de guérison fonctionnent tant que notre conscience est en mode inconscience, et quand nous sommes en conscience nous avons besoin de comprendre toutes ces manipulations qui essayent de nous guérir, alors qu'une conscience éveillée est son propre guérisseur. Par son intelligence, elle sait reconnaître ses besoins et ses désirs, sa recherche principale est un équilibre du vivant pour que le fil harmonique de la vie reste en place.

Qui est le fil harmonique ?

Tout est dans notre code ADN, c'est l'horloge de notre matière vivante, il est la mémoire de nos géniteurs terrestres. C'est le livre d'histoire de notre vivant, tout est inscrit dans ses codes et c'est bien là le problème de l'humain. Notre inconscience nous a plongés dans l'ignorance, nous avons créé des enfants et nous leur avons menti sur l'origine du père géniteur, nous avons naïvement banalisé ce mensonge, mais ce que l'inconscience ne savait pas, c'est que la conscience, quand elle s'éveille, a connaissance de cette tromperie, l'être trompé entre dans le doute par la voix(e) de ses sentiments. C'est comme s'il lui manquait une part dans ses valeurs.

D'où vient ce vide identitaire ?

Dans cette recherche, la fluidité s'impose, car le sentiment peut provenir de générations antérieures à nos géniteurs et aucun travail de remise en valeur de cette erreur ne s'est fait. Ce vide identitaire a laissé la place au mensonge qui continue de faire des dégâts dans les héritiers porteurs du message, les poussant à refaire l'expérience autant de fois qu'il est nécessaire pour

COMPRENDRE !

C'est toujours le premier mensonge qui est dangereux. Il blesse notre intégrité, nous mettant dans l'inconscience en nous faisant devenir des cultivateurs stériles.

Le message du mensonge est le créateur de la déviance, notre inconscience nous le cache et nos actes nous le révèlent. Seule la volonté et l'intégrité peuvent corriger cette situation. Attendre que le travail se fasse est naïf, car la tâche reviendra à l'héritier. On ne corrige pas une situation les mains dans les poches, le jugement dans la voix(e), la haine dans les yeux. Ce chemin, est celui de l'inconscience qui conduit à la révolte, créant un empire de

VICTIMES !

Le repos de la victime est basé sur les lamentations. Son serviteur est la pitié qui recherche des victimes à sauver pour nourrir ses valeurs de sauveur.

La gloire de la pitié est de courte durée. Elle fait appel à la générosité des autres, prolongeant ses actes charitables en déplaçant des valeurs et promouvant des envies inadaptées pour des êtres dans la précarité.

La transmission des valeurs de sauveur est porteuse d'erreur inconsciente. L'inconscience nourrit la voix(e) des mensonges et projette un être en difficulté dans la naïveté – proie idéale pour la pitié. Les sauveurs pensent détenir la vérité sur les puissances de la vie.

Le monde du vivant a des lois que l'inconscient ne peut lire.

L'inconscience rend aveugle le troisième œil qui ne peut voir que dans l'unité en fluidité avec les autres. Tout jugement est une remise à l'épreuve jusqu'à la transparence pour vivre l'intégrité où tout l'enseignement du vivant réside en maître.

Mais les voiles de l'inconscience en obstruent la lecture et seule une grande intelligence liée à une grande fluidité peut comprendre le codage du monde du vivant et travailler en alchimie pour corriger les erreurs sans les déplacer.

Un vrai sage connaît les parts de responsabilité de chaque morceau du vivant, qu'il soit minéral, végétal, animal ou humain. Tout ce savoir n'enlève pas au sage d'être constamment l'élève de la Vie.

Vivre l'inconscience

L'inconscient ne peut pas vraiment penser,

il ne peut que subir sa pensée.

Ses limites

sont les miroirs de sa vie

qui

redessinent inlassablement

les mêmes histoires.

Bouc émissaire

Un bouc émissaire est un être qui a reçu le devoir de clarifier.

Il va naître dans le néant pour en comprendre les effets ; il sera reconnu le jour où on pourra aimer le travail d'éboueur qu'il a accepté pour que la Terre puisse un jour redécouvrir l'Amour.

Combien de femmes mettent au monde des enfants pour faire perdurer l'amour, cet amour est trop souvent conditionnel et c'est là que la souffrance commence.

Un enfant conditionné ne peut être lui-même, il ne peut que subir la puissance parentale et se référer à elle : c'est la prison des interactions où les jeux de pouvoir sont très puissants, et c'est en voulant quitter cette prison que tu prendras conscience d'être un bouc émissaire.

Tu es né(e) pour l'amour de ton prochain, mais ton prochain ne te comprend pas.

La soumission aux dogmes ancestraux conditionne des milliers d'êtres dans la croyance qu'ils sont dans l'amour, alors que leur façon d'être n'est que calomnie et violence et le bouc émissaire est là à leur côté supportant leur mauvaise foi dans l'attente d'une ouverture à un peu d'amour. Le formatage est puissant et l'être perfectionniste a de grandes difficultés à lâcher prise sur sa croyance d'être parfait.

Dans cette croyance, tu perds la voie du partage qui est le premier pas vers l'amour inconditionnel. L'amour inconditionnel est le lien entre l'alfa et l'oméga. Cet amour vit dans le bouc émissaire et c'est cette puissance qui dérange la part de mauvaise foi résidant dans les êtres prisonniers de leur dogmatisme performant.

Chercher la perfection, c'est entrer dans la destruction. Cette prétention est un isolement qui te réduit à l'égocentrisme, tu vis dans le pouvoir et tu perds l'amour par les devoirs que tu t'imposes inconsciemment et, dans ce combat, tu perdras confiance en Toi et en l'autre.

C'est là que tu découvriras la puissance du dogmatisme et c'est ton ego qui en est le géniteur ; l'âme lutte depuis des milliers d'années, mais ton inconscience est puissante et tes miroirs de souffrance t'enferment dans tes états victime-bourreau-sauveur.

C'est dans cette souffrance violente que tu chercheras un bouc émissaire, une sorte de proie, pour décharger ta souffrance créée par inconscience, mais l'ego est puissant, c'est normal. Étant

le support de ton âme, il te prouve que tu es vivant(e), il est aussi la mémoire cellulaire de tes ancêtres, et c'est dans le lien avec ta matière que résident tous les blocages.

Des blocages construits par ton mental, gestionnaire de tes pensées, qui a tendance à oublier que c'est le cœur avec l'âme qui te permet d'être fonctionnel(le) dans l'AMOUR INCONDITIONNEL.

Mais voilà qu'être vivant(e) dans ta matière impose un conditionnement à l'entretien de cette matière et tout est à disposition sur la Terre-Mère pour ton existence.

N'oublie pas que rien ne t'appartient vraiment, c'est dans cet état de penser que tu construis des blocages qui se transforment en peur. Eh oui… « être » n'est pas si simple ! Cela demande un équilibre mental, un raisonnement capable de conserver l'harmonisation entre les êtres vivants imposant le respect du partage qui est la voie(x) de l'amour.

Le secret est une pression inventée par les jeux de pouvoir construits entre l'ego et le mental. Tu te crées des croyances qui ne sont pas toutes fausses ; celles qui te conduisent à l'amour sont justes, elles t'ouvrent les portes à une libération et cette libération s'est faite inconsciemment par la rencontre de ton bouc émissaire qui a la force de briser tes liens avec la souffrance pour te conduire sur le chemin de l'amour inconditionnel afin que tu puisses pardonner et te pardonner. L'un ne va pas sans l'autre, comme nous ne pouvons vivre seuls, l'unité se fait dans un ensemble avec une pensée collective saine pour que le grand théâtre de la vie harmonique puisse continuer à jouer son rôle dans l'amour et la paix.

Assumer le devoir de l'autre

À chaque jour

suffit

sa peine,

nul besoin

d'en

rajouter

Les soucis

Apprends

à

te délivrer

de tes soucis

pour ne pas

pourrir

ta vie d'angoisse.

Croyances de la peur

Méfie-toi de tes croyances ! Elles sont la source de ta peur et tout ce que tu construis avec une croyance te dirige vers l'échec par un enfermement dogmatique. Tes pensées sont une doctrine d'enfermement, tu protèges tes acquis par un protectionnisme exagéré que l'on pourrait prendre pour de l'amour, mais c'est une illusion. En réalité tes croyances t'obligent à être protecteur(trice), qui est l'égal du sauveur, et ce rôle t'est imposé par tes peurs. Une bien triste découverte pour Toi qui pensais vivre en conscience : tu viens de comprendre que la clef de tous tes échecs n'est que le dogme de tes croyances construit par tes peurs.

Tes croyances sont la clef de ta souffrance, elles te conduisent à l'égocentrisme, seulement tes décisions se reposent toujours sur la pensée des autres. Ta peur cachée t'interdit de t'affirmer et cela t'impose à utiliser la décision d'autrui. Et pour te justifier, tu affirmes que tu n'as pas d'autre solution pour régler tes échecs.

En réalité tu as une solution ! Elle t'impose de dissoudre ta peur. Ne trouvant pas la volonté d'assumer un risque d'échec dû à ta propre volonté, tu as choisi de te reposer sur l'avis d'autrui. Guidé(e) par tes peurs, tu as suivi le chemin le plus rassurant, même si ce n'est pas la volonté de ton désir.

Un mal-être s'installe en Toi… c'est la culpabilité. Ta peur te juge et tu trembles… c'est le moment de prendre conscience de ton inconscience. Tu veux être et tu n'acceptes pas les lois de la vie. Par tes croyances, tu es attaché(e) à ce que tu penses avoir perdu ou ne pas avoir eu, et cette pensée te fait vivre en marche arrière. C'est pour cela que tu répètes toujours les mêmes schémas ; tu voudrais changer, malheureusement tu te réfères toujours à l'avis de l'autre par peur de ne pas être aimé(e) !

Qui a dit un jour que pour être aimé il fallait être soumis ?

Ce sont tes croyances dogmatiques qui ont instauré un pouvoir dans l'avoir. Tu peux traduire : posséder pour être. Dans cette croyance, tu vis dans l'avoir, perdre te fait peur et tu ne peux que souffrir. Tous tes acquis sont le reflet de ta puissance d'être. À chaque perte tu vis une sorte d'effondrement émotionnel dû à ta croyance affirmant que ton avoir est le support de ton être, alors que ce n'est qu'une valeur complémentaire à être.

Bien triste découverte que de te reconnaître dans ces schémas, mais cette prise de conscience va t'aider à quitter ces concepts de soumission.

Un plan de créativité s'impose pour t'affirmer dans des directions précises pour redécouvrir la fluidité relationnelle dans le respect et la maîtrise de tes valeurs. N'oublie jamais que dans la vie,

tu décides, tu assumes,
tu ne décides pas, tu assumes aussi.

C'est la puissante loi d'être vivant dans la matière. Ou tu vis le mouvement par un acquit de pleine conscience ou le mouvement te contrôle par ton inconscience.

Le choix est présent et la sagesse impose ses lois. Le maître temps règle toujours les déséquilibres des jeux de pouvoir de l'être humain.

Effet de la peur

Tant que la peur

subsiste,

tu ne peux

entrer

dans

la

pleine conscience.

Connaissance du sauveur

Dans la prise de conscience de qui tu es vraiment, il y a un passage très délicat : c'est d'œuvrer avec ta puissance.

Les limites de ta puissance vont bien au-delà de ton système de pensée, qui n'est qu'une matrice pour créer et c'est dans cette matrice que l'émotion du sauveur va s'installer.

En souffrant de l'état sauveur, par inconscience, tu crées de l'hyperprotection. Tu clôtures tes créations par un mur de peur. Si tu es né(e) dans cette enceinte, tu n'as plus conscience de cette peur, elle fait partie intégrante de Toi, et elle vit dans la matrice de ta pensée.

C'est le début de l'isolement égocentrique et la peur prend possession de Toi.

Tu pensais être le sauveur d'une situation et la peur t'a transformé(e) en dictateur.

Le dictateur ne donne pas la clef de ses pensées, sa peur le lui interdit. Inconsciemment il est généreux envers ceux qui le flattent et destructeur envers ceux qui s'opposent à lui. Ruiner son prochain pour se mettre en valeur personnellement ne lui pose aucun problème de conscience. C'est normal, il vit dans l'inconscience et passe son temps à surveiller ses créations, construisant révolte et colère tout le long de son chemin d'existence.

Si tu penses souffrir de cette définition, cette ouverture de conscience te demandera un lâcher prise sur tes croyances, pour quitter l'illusion d'être le maître tout-puissant.

Protectionnisme

L'instinct de protection est utile pour protéger sa création. Tout animal le fait envers ses petits quand il y a danger, et la définition du danger, c'est la présence d'un prédateur. Toute cette alchimie se fait en conscience pour le monde animal.

Comment cela se passe-t-il pour l'être humain ?

Une grande partie de l'humanité vit dans l'hyper protectionnisme, phénomène dû à la peur de ne plus être. C'est une cruelle inconscience envers le processus de vie.

Une partie de l'humanité a cherché dans le passé une vie d'éternité dans la matière en gardant toujours le même support de vie. Pour essayer d'y parvenir, elle a essayé de lire le codage génétique. Cette trahison a semé la peur, faisant grandir l'inconscience humaine.

Notre support de vie provenant du règne animal et végétal, la protection se fait par la multiplication. Le résultat : une accélération de la reproduction du genre humain habité par la peur de mourir.

Qui est responsable ?

Notre incapacité à lâcher prise sur notre instinct protectionniste démesuré.

Par ce fonctionnement, nous perpétuons inconsciemment la résonance de sauveur, enfermant nos progénitures dans un voile d'illusion où l'hymne à la vie n'est qu'un enfermement de Soi.

Il serait temps que l'humanité se réveille et sorte de son giratoire où l'illusion a placé des panneaux « sens interdit à toutes les sorties » !

Nous résonnons par le jugement et nous nous protégeons par des sanctions : c'est la voie de la mort de notre conscience.

Alors qu'un humain en conscience connaît
les lois du respect de toute chose.

Perfectionnisme

C'est

la croyance

à

une erreur

qui

va te faire

entrer

dans

le perfectionnisme.

Connaissance du vide affectif

Je suis vivant… je cherche qui je suis… et voilà que je pleure ou je crie pour tester ce corps que j'habite ; mes parents regardent, puis entendent mes actions des débuts de la connaissance de mon ego.

C'est depuis cet instant que ma vie peut devenir très compliquée… les blessures de mes parents vont me parler… ma pureté me permet de les voir et, par ma lumière, je touche le siège de leur souffrance.

C'est à ce moment que les schémas se révèlent à moi, un grand vide s'installe, puis le brouillard vient protéger ma pleine conscience, j'entre dans la puissance matérielle ; les sentiments dualistes arrivent entre le vide et le plein… je ne sais plus vraiment où est le bon sens… toute cette matérialité me donne la nausée et la fièvre m'envahit.

Que se passe-t-il autour de moi ?

Mes maîtres-parents ont oublié ce moment, ils cherchent à comprendre, ils cherchent à savoir, ils me présentent toutes sortes de cadeaux activant ma curiosité.

Moi, Enfant de l'Univers, je viens de comprendre que mon énergie rayonne dans la culture de la matière, ma connexion avec la source se transforme par des croyances dictées par une illusion !

Moi, Enfant de la Source, je viens de perdre la connexion avec l'Univers (E.T. l'Extra-Terrestre… téléphone… maison) et c'est l'illusion de l'illusion qui s'installe, le vide affectif se crée, les compensations arrivent, je me connecte aux manques… mais de quoi ?

Tout simplement du support d'illusion que l'on aura déposé pour combler ce vide, qui n'est en réalité qu'un leurre, mais je viens de faire connaissance avec le monde de l'attachement sentimental matériel et la perte de compensation affective matérielle me fait découvrir la souffrance affective d'un vide matériel.

Je me vois vivant dans la chair, prisonnier(ère) de la matière, victime des croyances humaines… je voudrais fuir ce vase clos pour me souvenir… pour être… mais les prêtres de la matière refusent de m'ouvrir la porte de la libération de ma conscience.

Toute connexion avec l'Univers me rappelle mes origines, et les dualistes s'opposent en me racontant que c'est Dieu qui m'a créé !

Mon enfant intérieur connaît la vérité. Alors qui se moque de qui ?

Personne ne se moque de personne. Tout le monde joue inconsciemment le jeu du Créateur en cherchant une porte de sortie à cette prison d'interactions.

À chaque porte qui s'ouvre, un jeu avec une nouvelle définition ; on croit avoir trouvé… Eurêka ! Je vais pouvoir enseigner ma croyance !

Le dogme est né. Les opposés vont venir et la dualité pourra s'enrichir d'une connaissance de plus.

Le cercle vicieux s'arrête-t-il un jour ?

Non, le monde de l'infini n'a pas de fin, c'est un mouvement perpétuel qui se nourrit d'histoire et de jeu questions-réponses à l'infini.

BONHEUR

C'est

la joie

d'être !

Orgueil

L'orgueil prend une place considérable dans l'interdit d'être et comme toute émotion, il peut être introverti ou extraverti.

Seul(e), tu ne pourras travailler sur cette émotion due à un conditionnement relationnel et ton travail de libération consiste à un lâcher-prise sur tes croyances d'être parfait(e).

La clef de ta libération, c'est admettre sans te juger ni te culpabiliser.

Dans cette ouverture de conscience, tu rencontreras le gardien de l'orgueil : c'est le jaloux. Il est metteur en scène de tes angoisses ; tu vis dans le désir d'être et tu envies secrètement et inconsciemment ton entourage. Quand tu rencontres un être qui pourrait démasquer tes supercheries, tu vas essayer de le ridiculiser aux yeux des autres qui peuvent t'admirer comme une puissance, mais en réalité, tu es en souffrance.

L'orgueil se nourrit de la flatterie et c'est dans ces moments de rayonnement que tu pourras l'identifier. Tu es dans l'illusion de maîtriser la situation et d'être guidé(e) par un grand maître, tu n'es plus Toi-même, un simple « non » à tes désirs va ruiner ton illusion d'être parfait(e).

Ce moment est précieux. Tu dois impérativement mettre de la fluidité en Toi pour te libérer, car par ce non tu es dans un état de colère et de haine terribles ! L'orgueil met la pression pour que tu obtiennes de la pitié du premier être susceptible d'assouvir son désir ; tu vas, comme la belladone, étinceler et garder ton poison à l'intérieur tout en construisant un voile de haine tout autour de tes nouvelles proies pour qu'elles s'éloignent du dément qui a osé dire non aux désirs du poison.

Tu rayonnes à nouveau, mais à chaque passage ton capital peur augmente, tu peux te retrouver dans des états paranoïaques. Chaque passage où l'orgueil gagne sur la fluidité, tu rajoutes une charge à tes angoisses… la solitude s'installe en Toi… tout est dangereux ; tu broies le noir, tu risques d'entrer dans le monde du dédoublement de personnalité. L'orgueil se donne une chance de continuer son jeu de pouvoir en se ralliant à son maître créateur : la division.

Dans cette situation, tu as de fortes chances de devenir un(e) mystique qui veut sauver l'humanité en donnant des ordres sur le chemin à parcourir pour vivre.

Un(e) mystique de cet ordre a bien du souci à se faire. Il/elle a oublié que son maître est l'orgueil et qu'il/elle est prisonnier(ère) de son manque de fluidité.

Si tu prends conscience de cet état d'être, il est très important de réaliser que tu vis dans un état toxique pour Toi. Ta peur t'impose le contrôle et la sagesse te demande de lâcher prise sur tes états de perdition créés par l'orgueil.

L'orgueil étant très vicieux, je préfère me remettre dans les bras de dame Sagesse, un lieu où l'on est capable d'écouter l'autre et d'accepter l'opposition à soi-même sans la prendre pour une perte ou une agression, mais comme un enseignement.

Merci Sagesse

Enlève ton masque

L'orgueil

est

le bourreau

de

Toi-même.

Haine

La haine est issue d'un jeu de pouvoir, elle te détruit de l'intérieur, ta structure se tord de souffrance, et tes paroles sont celles d'un bourreau.

En réalité, tu es dans l'accomplissement d'une autodestruction.

Comment sortir de cet état émotionnel ?

Te poser cette question, c'est déjà le début de ta guérison, mais… attention, ce n'est qu'un tout petit point de prise de conscience qui peut s'effacer très vite ! Le pouvoir de tes schémas destructeurs est très puissant. Inconsciemment tu en es le maître, mais tu ne peux l'admettre, car ta puissance de jugement t'offre des coupables à profusion : un mets de choix pour le bourreau qui t'habite !

Si mes mots te dérangent, c'est qu'ils réveillent la peur qui vit en Toi, et tu n'en as plus conscience.

La source de cette peur se cache malheureusement dans les jardins secrets de l'histoire de ta vie.

Qui a créé les jardins secrets ?

La peur avec tous ses soldats obscurs guidés par les forces du mensonge ! Une réalité triste à entendre.

La haine est la puissance des mensonges qui t'habitent et ta conscience tire la sonnette d'alarme. Ton passé va mourir ; ce serait bien de lui offrir une belle mort avec un grand merci !

Ainsi, ta souffrance se transforme en connaissance, but ultime de cette expérience.

Comment vivre ta transformation ?

Il est important de savoir que la haine est l'égale de l'antimatière.

Quand tu actives cet état d'être, la victimisation affecte ton état mental.

Tout est dangereux, le mot amour te fait peur et c'est pourtant ce que tu cherches, mais la haine t'offre des proies faciles pour te conforter dans ces schémas de destruction.

Le jugement t'offrira des soldats pour que tu puisses déposer ta haine afin qu'elle puisse s'exécuter.

Tu souffres de plus en plus, mais tu n'en as plus conscience ; tes pensées sont diaboliques, tu juges, tu vois le diable partout, mais ce n'est qu'une illusion.

En réalité, tu récoltes ce que tu sèmes, mais ton jugement intérieur t'interdit de t'ouvrir à l'amour de l'autre et tu vis dans l'absence. Ton maître, c'est la haine.

Sache reconnaître cette émotion : c'est une porte de libération qui t'offre la rédemption et l'éveil du guérisseur/guérisseuse vivant en Toi.

Ton obstination avait fermé les portes de ton cœur sentimental pour le remplacer par la haine, poison virulent qui te mettait dans des états de destruction très avancés. Le jugement et la culpabilité avaient remplacé le maître cœur qui t'habite, et c'est lui le rédempteur qui connaît à la perfection le sens du pardon.

Tu penses vivre dans ces schémas et tu cherches une voie de sortie ?

Voici une solution de départ : mets le mot « comprendre » avant « jugement ».

Ta vie est un grand livre d'enseignement.

Tu comprendras doucement que tu le lisais à l'envers et que tes comportements étaient ridicules.

Rancune

Tant que

tu cherches

un coupable

à ce que

tu vis,

tu ne rencontreras

pas

l'être responsable

qui vit

tout au fond de Toi.

NAÏVETÉ

La naïveté te donne une image ludique de la vie aux yeux des autres, mais dans l'échelle de tes valeurs, l'angoisse et la peur te soumettent à de brusques accès de violence.

Tes crises proviennent de la perte de contrôle de la belle image illusoire installée naïvement en Toi. Sous l'effet de la naïveté, il t'est intolérable d'admettre que tu dépasses les limites de la sagesse par tes débordements exubérants.

La nourriture de la naïveté est la flatterie, et tu deviens la proie de l'abuseur, un mets de choix pour assouvir sa soif de vengeance inconsciente, conduite par l'émotion dévalorisante qui le ronge : une conjugaison parfaite avec un résultat désastreux rendant les communications profondes impossibles.

Prendre conscience de ces mécanismes qui t'habitent te permet d'écouter les effets de la naïveté dans le but de retrouver l'amour de Toi.

Évite le chemin de la colère, l'émotion de la naïveté n'attendant que cela pour te replacer à l'endroit où elle aime te voir travailler pour sa toute-puissance inconsciente.

Reste calme aux attaques et remercie-les : elles feront grandir l'éveil de ta conscience.

Expérience

Tes expériences

développent ton

intelligence

pour mieux

comprendre

ton chemin de vie.

Embrasser le bouc

Dans les grandes fraternités, nous pouvons remarquer un rituel très souvent organisé où l'on doit embrasser les fesses d'un bouc immonde !

Quand tu entres dans un tel rituel, tu es en recherche de Toi, tu es allé(e) tellement loin dans tes recherches que tu es inconsciemment au désespoir !

La rencontre avec le bouc te met face à ton défi : vaincre le néant, et c'est en l'embrassant que tu comprendras que le néant était ton école : c'est grâce à lui que tu as pu grandir.

Tu pourras le remercier, et sa déesse t'ouvrira la porte à la Vie.

Ce rituel n'est pas un secret, il est une réalité.

Il faut être capable de sortir de la pensée du néant en reconnaissant ce qu'il nous a appris pour découvrir la foi.

C'est un droit qui revient à chaque être de cette terre, mais les passés sont chargés de haine et de colère ; le jugement, par ses sanctions culpabilisantes, est maître et les calomnies sont des maîtresses dirigeant l'intention humaine à la perdition.

Dans l'Iliade et l'Odyssée, Ulysse rencontre le chant des sirènes, qui sont en réalité les chuchotements, les bruits de couloir, les rumeurs.

Tous ces chants langoureux qui font croire à l'homme qu'il est abusé par sa femme et qui fait croire à la femme qu'elle est abusée par son homme.

Ces chants sont puissants, car ils proviennent de la voie du désir et le désirable se placera devant Toi, sa face est magnifique, prête à combler tes désirs.

À l'intérieur de ce cadeau, tu vas découvrir l'amertume de l'interdit.

Tu viens d'être victime d'une illusion, tes désirs ont gagné sur ta sagesse. Rude loi de la vie !

Tu n'as plus qu'à trouver un bouc émissaire. Lui connaît la voie de sortie : tes poubelles !

Il t'apprendra à les transformer en enseignement pour t'éviter la continuité des schémas.

Tu dois prendre conscience que le néant n'existe que par ton inconscience et que tu as créé cet endroit pour déposer tes erreurs non assumées.

Combien de fois, pour te déculpabiliser, tu déposes un joyau de tes folles expériences dans un jardin secret.

Cette action a un prix très élevé : elle perturbe l'intimité, et si le jardin secret n'est pas dissous avant ton décès, il sera l'héritage de tes enfants et leurs actes en seront la révélation.

Si l'humanité est très perturbée aujourd'hui, c'est le résultat de l'addition des jardins secrets. Nos mémoires débordent de ces cumuls de trahison créés inconsciemment.

La seule voie de sortie est un retour à l'intégrité et le maître pour parvenir à retrouver ce chemin de l'unité est

La voie(x) du cœur !

De l'un à l'autre

Vouloir être

l'autre

ferme la porte

à

Toi-même

Développement de l'émotion victime

Elle est enfant de la dualité et elle vit dans la résonance de ton cœur émotionnel.

Sa présence se révèle par une frustration active ; tes ressentis sont blessants, tes expressions révoltées, ta personnalité développe une puissance de soumission. Tu vis au bord d'un abîme, car cette émotion est un maître inconteste du chaos.

Heureusement, il existe un antidote qui se nomme INTÉGRITÉ.

Elle te rend conscient(e) de ton infection, qu'il serait plus sage d'appeler une affection.

Tes sentiments souffrent de victimisation et ton système nerveux le dessine sur ton corps.

Tu reflètes tes angoisses inconsciemment, elles te transportent dans les mondes de la peur. Ta défense devient la vengeance ; elle te pousse à la recherche d'un coupable, et quand tu le trouves, tu te transformes en bourreau.

L'émotion a gagné sur ta conscience, le mur des lamentations est en construction, la souffrance va empoisonner ta vie te poussant de plus en plus à des actes inconsidérés qui sont le reflet de ton inconscience grandissante !

L'émotion victime te poussera dans des mondes obscurs.

Un juge s'installera en Toi, il aura deux faces : une accusant, l'autre culpabilisant. Tu en seras le yoyo, tes pensées se réduiront à être un(e) « pauvre de moi ! » ; tu rechercheras le réconfort dans tes plaintes chargées de tes souffrances, tu entreras tout doucement dans le jeu de la

MANIPULATION.

C'est la perte de tes valeurs constructives qui créera un manque dans ton système évolutif te poussant à chercher. Mais l'émotion est très active, et elle a peur d'être détruite ; tu en trembleras de tous tes membres et tu te réduiras au silence pour la protéger. Ses effets narcotiques te font croire que sa disparition pourrait te manquer et tu te retourneras devant une porte ouverte à ta guérison.

C'est encore l'émotion qui travaille sur Toi.

Elle te fait confondre soumission et respect, ses jeux se ressemblent, mais la soumission est la fille d'un jeu de pouvoir construit par des machinations obscures qui affaiblissent ta conscience en réduisant tes capacités d'agir, diminuant ta présence et instaurant sa voix(e) en t'assurant une protection illusoire, tu perdras le plein potentiel de ton être et tu te transformeras en SERVITEUR /SERVANTE de l'émotion victime.

Cela fait très mal de comprendre une telle naïveté, mais c'est encore l'émotion victime qui travaille, elle te pousse dans tes vieux chemins de souffrance pour essayer de te garder soumis(e) à elle. Donne-lui de l'amour, ses effets te quitteront.

Attention ! N'entre pas dans le jeu de la pitié, elle est l'enfant des victimes, pour ruiner, dans tous les sens du terme, ton énergie de pleine conscience.

La seule voie à suivre est celle de la FLUIDITÉ.

Sa voie est simple à reconnaître, ses explications sont d'une transparence sans égale pour tous ceux qui décident de comprendre la vie au lieu de la juger.

C'est avec un profond respect envers tous les êtres de la Terre qui souffrent de ne pas comprendre, que je peux écrire tous mes textes. Ils sont la richesse de mon savoir et la tristesse de mes pensées. J'ai mené une double vie pendant 46 ans pour comprendre le mécanisme des parasites émotionnels.

En 2006, j'ai découvert une porte dimensionnelle qui m'a permis de me réunifier pour commencer à traduire l'enseignement reçu par l'expérimentation des obsessions.

Le monde obscur a essayé et essaye encore par tous les moyens de me faire taire, mais j'écoute la voie(x) de ma conscience et je comprends le niveau d'activation des circuits émotionnels sur mes opposants. C'est la peur générée par leur inconscience qui les maintient à distance de ma conscience, une torture infernale pour leur cœur émotionnel.

La victimisation se nourrit de ta lumière, obscurcissant toutes tes relations en te poussant dans le monde du secret qui n'est en réalité que celui du mensonge. Ton écoute se faisant par le jugement, ton ressenti sera accusant, et c'est ton émotion de culpabilité qui m'accusera de t'importuner dans le confort illusoire de ta souffrance.

L'émotion nourrit tes croyances, mais il y a une faille dans son système : elle est à sens unique, elle ne travaille que dans le but de recevoir, il lui est impossible de donner pour la simple raison qu'elle est reliée à ta propre source énergétique, tout ce qu'elle arrive à faire c'est de t'affaiblir pour accélérer sa puissance, ce qui est dangereux pour l'émotion. Par ce procédé, elle perd son support de vie, matière indispensable à être, et si tu conscientises, elle transparaît, attirée par la source de la lumière, elle va disparaître dissoute par son inconscience.

Parvenir à ce résultat est une libération, mais reste humble et sage, le fléau infecte le monde qui t'entoure, la transparence est ta seule protection.

Sois aussi lumineux(se) que possible, la compassion liée
à la voie(x) du cœur est ton seul guide à l'éveil de ta conscience.

Victime ou Prince

Je peux être
tout
ou
rien du tout.

Tout est
dans
l'interprétation
que
je m'offre.

Obstination et volonté

Deux puissances à ne pas confondre.

L'obstination se construit par la voie(x) de ta souffrance, elle guide ton être sur le chemin des mondes de pouvoir.

Tu t'enfermes sur Toi-même, détruisant ta capacité d'ouverture à la transmission des valeurs existentielles.

L'obstination est un adversaire sans merci, elle se croit maître de toutes situations et admet très difficilement ses erreurs.

Ta volonté est une puissance de croissance munie d'une conscience qui met des mots sur ta souffrance en ne jugeant pas, tout en te donnant la force de comprendre pour clarifier.

Affirmation

L'affirmation

n'est pas

un jugement,

c'est

un accomplissement.

Où est la vérité ?

Tu cherches la vérité ?

Elle vit devant toi !

Tu ne parviens pas à la percevoir ?

C'est que le mensonge est encore bien trop puissant !

Tu n'y crois pas ?

Commence à travailler ton intégrité,

tu comprendras combien le mensonge est puissant

et la peur
maîtresse de tes pensées !

La chute de l'Ange

Quand le besoin d'« avoir » dépasse celui d'« être », l'humain entre dans le « faire ».

La raison d'être s'inverse, le profit devient maître de la pensée, la confiance dans la vie rétrécit pour faire place à la peur.

C'est la chute du bel Ange qui était venu pour diviniser la matière !

Le retour à l'état angélique est toujours possible.

L'humanité a seulement besoin de comprendre qu'elle a chuté et qu'un voile d'amour la protège pour qu'elle puisse reprendre conscience de son inconscience !

Un réveil douloureux pour la conscience qui guide le corps dans le monde du vivant.

Toutes les actions vitales sont enregistrées dans les tissus cellulaires qui connectent l'être humain à sa propre réalité pour qu'il puisse se réaliser individuellement, puis collectivement.

L'humanité vit tous les jours ce possible à être dans l'amour et la paix.

Combien de fois doit-elle chuter pour comprendre ?

Les voies de la suspicion

Dans l'ouverture de conscience, la suspicion est un grand problème pour l'humanité.

La supposition n'est pas un état affirmatif ! Elle met en doute tout ce qui est mis en place pour un changement. Cette instabilité provient des résidus du monde de la culpabilité, un culte qui accuse l'humanité de l'intérieur en déclarant coupables ceux qui cherchent la libération de leur conscience.

Un piège subtil habite cette interaction : celui de la croyance - une belle illusion qui nous met dans l'attente et qui nous fait croire que nous sommes en

Sagesse !

La sagesse n'est pas dans l'attente, elle est dans l'action.

Seul le mouvement permet le dévoilement.

Toute attente est une soumission de l'un à l'autre, c'est là que la suspicion crée ses coupables et fabrique des

guerres pour la paix !

Un combat bien inutile qui ouvre les portes de la violence. Quel dur apprenti Sage !

Nous allons devoir réfléchir d'où provient une supposition pour la démanteler.

La clef se trouve dans la révélation du plein potentiel de chaque être, une ouverture de conscience pour quitter le monde des suspicions et ouvrir le monde des révélations.

C'est dans ces moments très perturbants que nous pourrons découvrir où réside la voie(x) du Sage qui vit en nous !

Ce moment commence par une sensation apocalyptique et se termine par une joie immense, une paix intérieure qui n'est plus une illusion mais une réalité !

Toute l'humanité est en chemin.

Les perturbations sont dues aux révélations.

Le travail se fait de l'intérieur ; de plus en plus d'êtres humains osent être, ce qui perturbe le monde du pouvoir et des croyances, mais c'est pour une bonne cause : la paix et l'amour par la voie du cœur, clef de la réalisation !

COURSE AUX SENTIMENTS

Combien d'expériences faisons-nous pour découvrir nos sentiments ? Des milliers.

Chaque espace qui nous semble vide doit être comblé, du moins c'est ce que nous croyons, mais en réalité le vide n'est qu'un espace d'énergie inconnu où l'on pourrait perdre la raison d'être matière.

Nous venons de découvrir que sentiments et matière sont en relation et… que représente cette relation ?

Un lien avec une résonance diffusant une vibration reliant le corps à la pensée. C'est une fonction binaire que nous appelons dualité pour garder notre individualité ; de là tous les possibles sont entre nos mains, le toucher devient une réalité créée.

Mais comment comprendre ?

Par la mémoire égale à un stock de données, nous sommes formés de ces informations, ce qui peut paraître bizarre. Toute forme ne peut exister sans définition, et la mise en place d'une création commence par une forme-pensée.

Combien de fois je répète que nous « savons » mais que nous avons oublié…

Qu'avons-nous oublié ?

La connexion avec nos tissus cellulaires reliés entre eux par le code ADN, véritable livre d'histoire qui sait TOUT de nous et de notre arbre de vie.

Pourquoi un code ADN ?

Le codage a sa raison d'être, il nous permet d'avoir la conscience d'exister.

C'est une mémoire protégée avec plein d'espace condensé pour que notre présent ne se mélange pas avec notre passé, une fonction qui nous permet d'évoluer.

Et… que veut dire évoluer ?

Mouvement… transformation… découverte de nos forces vitales, une multitude d'énergie en connexion les unes avec les autres pour qu'une réalité sentimentale existe.

C'est la plus belle attraction sentimentale ou « sentir le mental », réalisation-condensation = création par une polarisation, une mémoire se crée à chaque rencontre, de là à ce que la rencontre soit amour ou rejet provient du champ magnétique des deux intelligences qui se rencontrent.

L'humanité bloque sur le mot « séparation », alors que c'est la clef du mouvement qui offre la rencontre où toute opposition doit être accueillie avec un grand remerciement : elle est l'ouverture à grandir, à prendre des forces pour rayonner.

L'opposition ne provient que d'une émotion non reconnue bloquant la fluidité.

C'est la source de grande colère ou frustration, tout dépend du rayonnement émotionnel du moment présent avec le rayonnement sentimental de la rencontre et surtout du centre d'intérêt.

N'oublions pas que toute rencontre est guidée par un centre actif d'intérêt, rien ne se déplace au hasard, les sentiments ont besoin de se conjuguer pour rester actifs.

Remercie ceux qui s'opposent à Toi ! Ils te révèlent ta puissance, et par cette sagesse, tu grandiras plus encore, pour un jour être connu(e) et aimé(e) !

La course émotionnelle s'arrêtera et tu pourras rire de ton passé turbulent.

Merci la vie

L'insécurité

Dans l'insécurité, tu ne peux pas vraiment te positionner, tu ne fais que mettre en doute les moments positifs de ta vie, comme si tu n'avais pas le droit de les vivre.

Ta plus grande recherche est la sécurité, mais tu l'imagines comme un cocon qui va te protéger de toute chose, c'est pour cela que tu t'accroches à tout ce qui te rassure et à chaque perte d'une représentation sécurisante, c'est l'effondrement d'une de tes croyances !

C'est en remerciant ces moments d'insécurité que tu remarqueras le manque de confiance que tu portes envers Toi et aussi les autres.

Tu n'arrives pas à te satisfaire, toute situation qui ne va pas dans le sens de tes projections te perturbe et tu continues de chercher alors que tu as la clef de ta guérison dans ton CŒUR.

Quand tu veux créer un univers

sécurisé pour l'autre, c'est

que tu as peur de la vie.

Le devoir de la matérialité

La vie dans la matérialité impose ses devoirs, elle te pousse dans le faire, un cloître où le dû envers l'autre te soumet à des rituels qui te semblent corrects aux yeux du monde.

Mais à chaque devoir accompli s'en ajoute un autre ; tant que tu t'exécutes, tout se passe bien, les miroirs de ta gloire matérielle reluisent de mille éclats.

C'est le moment de prendre garde au jeu, il te fait devenir un robot, tu entres dans la performance, et la peur de perdre devient ton maître.

Tu n'as pas conscience de cette peur tant que le devoir t'impose sa loi et que tu la prends pour vérité.

C'est dans les moments de séparation que tu comprendras ton emprisonnement, tu t'es tellement investi(e) que tu ne sais plus dire non et si tu le fais, tu culpabilises.

Comment sortir du cloître ?

En ne te laissant plus emprisonner par tes croyances ; tu es trop sérieux(se) dans ta vie, tu ne t'autorises plus le jeu, d'ailleurs as-tu une fois joué dans ta vie ?

Non, tu n'as jamais joué, tu n'as fait qu'exécuter les devoirs qui s'imposaient à Toi comme si tu avais une dette envers la vie !

Comme l'âne, tu t'es chargé(e)
au fil du temps sans te plaindre.
Tu peux maintenant déposer ta lourde
charge pour l'étudier et te remercier !
Ton intelligence t'a permis de t'accomplir
sur le chemin de l'expérience.

La voie dogmatique

Le dogmatisme nous rend esclaves,
ses méthodes créent des êtres
pour
contrôler le monde
du vivant,
notre conscience se meurt
à se soumettre au dogmatisme,
le vivant nous parle tous les jours,
mais nos croyances nous rendent sourd(e)s
et aveugles,
nous ne faisons plus que chercher
alors que nous avons
TOUT !

La source des dépendances

Quand tu es déraciné(e) de ta conscience première, tu penses être séparé(e), ta foi va se transformer en croyance, le doute devient ton maître.

Ton unité se divise dans les miroirs de la dualité, un espace où ta vérité devient comme deux temps retenus par un contretemps défini comme le passé ou ce qu'il s'est passé.

Sans un contretemps, le temps n'existe pas, toute matière visible à tes yeux est l'œuvre de cette intelligence constante.

Tant que tu n'es pas conscient(e) de ce jeu, tu penses être le maître du monde, alors que tu es l'élève des jeux de miroirs.

Tu vibres aux rites de la matière imprégnée de toutes ses croyances.

Cette prise de conscience te rend triste et c'est légitime, tu t'éveilles, les tableaux de tes croyances te quittent les uns après les autres, la mesure du passé se dissout pour rencontrer la présence, un cadeau inestimable puisqu'il n'est pas mesurable.

Cette libération te fait quitter la peur de la densité, tu peux rire de tes passages les plus fous aux yeux du monde, ils ne sont plus que la peau de ta transmutation, les plumes du vilain petit canard sont tombées et tu peux te regarder dans le miroir de la vie avec admiration.

Tu retrouves la confiance et des larmes de joie illuminent ton être.

Tu as eu le courage de te révéler sans révolte tout en assumant ta vérité, et la vérité t'apporte sa fluidité.

Désir et séduction

Le désir est une porte ouverte à la séduction où toutes les émotions font parties de tes attentes face à la vie.

L'attente, c'est le piège… Tu te places dans une salle virtuelle où tes projections vont s'emparer de ton mental.

Tu vas nager à contre-courant cherchant une voie de sortie, mais ton mental est une boîte analytique, et en faisant appel à lui, tu te retrouves comme un poisson rouge dans son bocal, et tu perpétueras les mêmes situations !

La séduction se construit par la comparaison te poussant sur le chemin des projections pour nourrir le désir ; un fruit succulent pour le miroir de l'ignorance et qui devient très amer à l'éveil de ta conscience !

Eh oui, la séduction est une parade, un jeu subtil projeté par les feux du désir, le résultat sera la réponse au jeu : qui était le désir et quelle projection a nourri cette séduction.

En prendre conscience éveille ton intelligence, c'est le moment de rester humble et sage face à l'autre, ta vérité est en Toi pas en l'autre. Remercie et ne juge pas !

La séduction a besoin d'être honorée pour éviter la colère du désir. Confronté(e) à la puissance du refus, tu ne pourras jamais trouver ton positionnement face à la vie tant que tu n'as pas compris le jeu.

N'oublie pas que ton désir ouvre la porte à des attentes, tes pensées vont installer l'écran de cinéma et les projections vont automatiquement te conduire sur une connexion de réalisation.

Le résultat : assouvir un désir ! S'il est comblé, tu es heureux(se), s'il reçoit un NON, tu es malheureux(se), ton désir n'étant pas comblé, tu rencontres la solitude ou la salle de cinéma vide ; tes croyances vont t'offrir un cloître pour te reposer, et des coupables pour te rassurer.

Tu vas plonger dans le puits de la connaissance et cette chute t'offre la possibilité de te séparer de ton empreinte de victime.

Remercie la vie ! Les feux du désir te quittent, la tentation se dissout, ta conscience s'éveille, ta vérité reprend ses droits, tu retrouves l'unité, la perle précieuse de ta personnalité. Une place que l'illusion de tes pensées t'a fait perdre.

Dominé(e) par le feu de tes espoirs, ta vérité crie au fond de Toi ; avant elle n'était entendue que par l'empreinte sauveur-bourreau-victime, la pitié était ton maître, une colère légitime envers Toi te traversera, tu prends conscience de ton ignorance et tu peux en rire.

Bienvenue sur le chemin de la conscience !

De la perversité aux révélations

La perversité a sa source dans ta peur de mourir, elle s'installe en Toi par la croyance du rejet !

La mise en œuvre d'un acte pervers passe par une conjugaison de faits qui ouvre en Toi une sorte de puits des abominations ; c'est à ce moment que tu plonges dans l'action des miroirs du passé, un grand jardin où tous les ancêtres ont déposé leurs problèmes non résolus.

Tu nages au fond de l'étang à la recherche de tes racines et tu rencontres le miroir inversé où se cachent tous les désirs intimes de l'humanité !

Un lieu où ta conscience recherche la surface pour fleurir à la vie, et l'illusion t'offre une surface où ta blessure intime reste cachée derrière un miroir. C'est en prenant conscience du jeu, que tu peux briser le miroir pour remettre l'horloge de ta vie à l'heure.

Cette ouverture va te demander un double état de conscience, ta clarté dérangera tous les êtres perturbés dans leur action intime !

Tu devras apprendre la fluidité pour ne pas activer la perversité contrôlée des êtres que tu rencontres ; rappelle-Toi que tu es né(e) libre et responsable, toute action te place en phase de bourreau, si tu ne fais pas appel à ta clairvoyance, tu vas t'exécuter et la perversité reprend sa place pour la joie de l'illusion !

C'est triste, mais cruellement présent. Combien de lotus voguent à la dérive de leurs illusions, les racines nouées par leurs intimes croyances activées par des projections !

La triangulation Sauveur-Victime = Bourreau de soi-même, est le maître de la mort dans un abîme. Sans ce jeu stupide, nous retrouverions tous le chemin de la fluidité éternelle.

Dans l'empreinte de la victime, tu es l'exutoire des bruits de couloir !

Dans l'empreinte du sauveur, tu seras guidé(e) sur le chemin du dictateur !

Cette révélation te révolte ? C'est légitime ! Tu te maries pour le meilleur et pour le pire, mais… qui t'a expliqué le pire ? Très peu de monde se pose cette question. On joue la vengeance et la division déplace l'histoire, faisant place à une empreinte de trahison.

Le pire, ce sont les révélations dans le couple, tout poser clairement sur la table sans entrer dans la révolte pour entrer dans l'initiation du féminin sacré, qui relate toutes les lois de l'engendrement, une énergie qui a été bafouée par des jeux de pouvoir ; la Mer Morte révèle d'elle-même cette triste vérité, et les conflits non loin en sont le résultat.

L'Occident s'est abondamment nourri de cette cause en se donnant le droit de créer un angle à la terre pour essayer de maîtriser la situation au lieu de la révéler. Tout ceci n'a fait que remplir des cloîtres d'abominations, tout un dédale d'histoires sanglantes remplies de peurs terrifiantes.

On a même fait croire que la terre était plate pour essayer de freiner cette hémorragie.

Ce que l'on ne savait pas dans ces créations illusoires, c'est qu'au moment où la Terre se met en cycle de révélation, chaque lieu a le retour de ses créations et nous ne pouvons juger personne. Nous avons tous une part de responsabilité car l'unité se trouve dans la biodiversité.

Oui, je parle d'unité qui est le sens premier.

C'est le non-respect de cette initiation à la vie qui produit des abominations.

Il n'est pas trop tard pour retrouver le sens profond de la vie qui ne peut aucunement se réaliser dans un état égotique CONTRÔLANT.

Nous devons tous comprendre
que nous sommes les élèves de la Vie
et faire taire nos ragots pour retrouver la vérité
du Féminin sacré.

Sachons voir au-delà de la souffrance pour ne pas nous
charger d'émotions qui n'aideront personne.

La Vie est le Maître.
Vouloir la maîtriser
c'est en perdre l'essence.

La perversion narcissique

Sur ton chemin de vie chaotique, voilà qu'un jour tu découvres cette définition et qu'en plus elle t'habite !

Sois attentif(ve) au mot perversion, que tu peux exprimer comme « perdu la version » et…

DE QUOI ?

DU LIVRE DE LA VIE !

Dans cette chute, le narcissique t'a rejoint(e).

Tu vis un enfer moral et tu es possédé(e) par tes désirs, cela touche ta sexualité par tes besoins de te recréer,

Tu te cherches en l'autre comme si tu n'existais pas !

Tes besoins d'avoir dépassent bien souvent ta force d'être.

Le narcissisme est dangereux pour Toi, il te rend incohérent(e) et idiot(e).

C'est vouloir te cacher de tes souffrances en t'offrant l'illusion d'une belle image !

Admets simplement que tu es dans un abîme, que tu as besoin d'aide et que l'être qui t'aidera est celui qui ne nourrira pas ta blessure !

Sache que tu ne peux recevoir de l'aide que si tu le demandes en conscience !

Tout être qui voudrait t'aider et nourrit une part de ta blessure, commencera de souffrir avec Toi.

Tu es comme un caméléon, on pourrait te confondre avec un Sage !

Mais voilà, tu n'es pas Sage et c'est quand tu n'obtiens pas ce que tu avais projeté recevoir, que tu identifieras ta blessure.

Tu entreras dans l'arrogance, la maltraitance, l'affrontement ou la fuite… une colère démentielle peut t'habiter !

C'est là que tu peux prendre conscience que ta blessure prend le pouvoir sur

TOI !

Commence par respirer pour dissoudre ta colère, ton cœur est blessé et tu n'écoutes plus que ta tête qui manque d'oxygène !

Tu suffoques et tu appelles en même temps au secours !!!!!!

Sache que tu es en danger, mais en même temps, tu es dangereux(se).

Tu es face à tes états de prédation et tu te dois de ne plus les nourrir pour te libérer.

Tu dois comprendre que chaque fois que tu les nourris, tu les renforces et cette force est devenue ta triste ……………… (Vérité) !

Sache que si tu as pris conscience de cette triste vérité et que tu en as la volonté, tu peux

Guérir.

Regarde-toi dans le miroir et tu verras que tu es prisonnier(ère) de tes états de prédation !

Tu es comme le renard dans le poulailler qui ne s'arrête plus de tuer ; activé dans sa prédation par la panique des poules prisonnières qui se croyaient en sécurité dans leur poulailler !

Mais voilà, il y avait une faille… et la prison sécurisante est restée ouverte !

Tu te dis oui, il suffisait de fermer la porte.

Je suis d'accord avec Toi !

Alors, sache faire de même, ferme la porte à tous tes états de prédation soumis à tes tentations et commence par discerner tes réels besoins.

Tu vas te rendre compte combien tu peux diminuer tes efforts et simplifier

TA VIE

Le redevable

le redevable est une croyance

créée par ta

culpabilité.

La source du rejet

Si tu dois mentir sur ton chemin de vérité, c'est que tu t'es perdu(e).

Tu as donné le droit à tes projections de prendre le pouvoir sur Toi et tu vis le rejet.

Une situation qui t'apprend à poser des limites à ta puissance égotique.

Tu as cru détenir les clefs de la vie, mais tu commences à comprendre que tu es la proie de l'illusion !

Tu peux très vite te situer dans la révélation de ta blessure par une observation de ton comportement.

Tu essayes de te racheter par des compliments ou des cadeaux et tu ne te sens plus accueilli(e). C'est là que tu peux peser la charge de ton erreur !

Un long chemin de pardon s'imposera à Toi, sache qu'il est important de le suivre pour rencontrer ta guérison.

Tu as oublié que la vie est ton maître et tu en es l'élève guidé(e) par le pote-en-ciel de ton âme.

Toutes les épreuves que tu rencontres sur ton chemin de vie sont là pour te faire prendre conscience de tes parts d'inconscience.

Sache aussi te pardonner pour ne plus te laisser emporter sur les chemins de la dérive où le résultat de tes folles expériences te pousse dans des abîmes d'amertume où tu perds toute confiance en Toi.

Dans ces moments de prise de conscience, tu te trouveras face à des longs moments de silence, sache les apprécier comme un retour dans les profondeurs de ta voie

INTIME.........

La vie te fait un cadeau, elle demande de t'ouvrir à

L'ESTIME DE TOI......

La guérison

Tant que tu veux

guérir l'autre

et

que tu ne t'es pas

guéri(e)

toi-même,

cela

ne

fonctionne pas.

Ta culpabilité vit de tes croyances

Ta culpabilité a pris naissance dans le monde de la punition que tu n'as pas comprise.

Une porte est restée ouverte en Toi et qui est remplie de questions sans réponses !

Tu te dois d'apprendre à fermer cette porte qui te fait quitter le chemin de ta vie !

Ta culpabilité te met en mode survie et inconsciemment tu t'exécutes face à l'autre tout en croyant que tu es en position de service.

Non, tu fais erreur, tu es dans

L'ASSERVISSEMENT !

Tu donnes le droit à l'autre de se servir de Toi et tu en souffres, ta conscience est perturbée.

C'est le moment d'accueillir ta triste réalité !

La culpabilité a mangé ta Vérité et tu vis l'Ange déchu.

Tes chemins d'erreurs non acceptés t'ont poussé(e) dans les abîmes et tu vis dans la croyance d'avoir une dette envers l'autre, ce qui risque bien de t'arriver si tu ne changes pas ton positionnement face à la VIE.

Tu ne peux pas accuser celui qui t'a puni, en lui vit le même mal qu'en Toi et il s'exécute face à ses démons qui sont ses

PEURS !!!!!!!!!!!!!!

Développe la puissance de dire Non en enlevant l'épée qui s'appelle

VENGEANCE…

Prends conscience que tes états de révolte font partie de la culpabilité et ils sont légitimes. Apprends à ne plus les jeter sur les autres pour stopper ce fonctionnement.

Observe-Toi ! tes plaintes proviennent de ta culpabilité ; remercie-TOI à chaque prise de

CONSCIENCE…

Ce sont des passages très perturbants sur ton chemin de vie, toutes tes croyances

S'EFFRONDRENT…

TU vis ton apocalypse, c'est le moment de ne pas dramatiser ; vois ta

LIBÉRATION…

Remercie ton ÂME qui attendait ce moment depuis des milliers d'années.

Combien de fois l'as-tu prise pour ton Ange Gardien en restant la proie de tes illusions à attendre… tu ne savais même pas quoi ?

Tu vivais simplement dans la croyance d'être séparé(e) de ton ÂME, qui est la mémoire de ta

CONSCIENCE D'ÊTRE !

Ne laisse plus cette illusion prendre le pouvoir sur Toi, tu ne peux que souffrir.

Sache dire OUI et NON sans ajouter de justificatifs, cela te permettra d'arrêter de nourrir cette faille.

Tu commences à comprendre la puissance du verbe qui exprime !

Va et ne te retourne pas.
Ton chemin est devant toi.
Vis le présent,
C'est un cadeau !

Sache interpréter ta vie avec cette essence
et la joie sera ton empreinte.

Ta liberté

Ta liberté appartient

à ce que

tu es

capable

de mettre en place

pour la vivre.

Volonté d'équité

Ta volonté d'équité

face

à ta puissance

matérielle

n'est qu'une illusion,

vu que ta demande

provient de tes désirs

cherchant

satisfaction.

Il faut semer pour récolter

Belle parole que tu reçois sur ton chemin de vie.

Mais il serait bien de la comprendre !

Il est certain que cette phrase te poussera à t'investir pour semer et, bien trop souvent, te figer sur l'attente de la récolte.

Quand tu te mets dans une salle d'attente, ta semence ne fructifie pas, ne voyant pas de retour sur tes investissements, les angoisses prennent le POUVOIR.

Que se passe-t-il ?

Tu t'es fait une projection, ta pensée a imaginé une récolte abondante et voilà que rien de ce que tu attendais n'arrive.

Qui est responsable de cet échec ?

TES ATTENTES !

Mais qui t'a mis(e) dans ces attentes ?

C'est la Naïveté qui t'a bloqué(e) dans une croyance et tu as semé dans le vide.

Ta récolte n'est que du vent et en Toi maintenant vit LA TEMPÊTE !!!!!!!

Tu te fais une promesse : je ne me ferai plus avoir par tous ces charlatans !

Mais apprends ceci : CHARLES-ATTEND et se sont tes attentes démesurées qui te mettent dans une telle colère.

Tu as écouté la voie(x) de tes attentes et tu t'es perdu(e) dans tes investissements.

Tu vis de la culpabilité et c'est normal.

Ne laisse pas l'orgueil prendre le pouvoir sur toi, ses conseils sont vengeurs et ne peuvent qu'aggraver la situation.

Accepte l'échec de cet investissement pour quitter le chemin de tes attentes, lieu où tu ne peux que souffrir.

Tu ne comprends pas ce que je te dis ?

Simplement tu t'es laissé inspirer par les attentes de ton ego et tu en es devenu(e) la marionnette, comme Pinocchio tu en as perdu

L'ESTIME DE TOI

N'oublie pas que la Baleine fait partie de la famille des

C'EST ASSEZ !!!!!!

L'attente

Toutes tes attentes
n'ont
qu'une seule
source :
un passé que tu n'arrives
pas
à laisser passer.

Échec

Tes échecs te prouvent
que tu vis
des attentes !
Sache
les remercier
et
tu te sentiras
libéré(e).

L'humiliation

Sur ton chemin de vie, tu as rencontré l'humiliation et tu es entré(e) dans le monde des frustrations.

Ta vie est devenue compliquée !

Tu ne fais plus confiance, et tu voudrais recevoir de l'aide.

Mais voilà que tous tes efforts finissent dans le chaos.

Tu es attaché(e) à ce que tu as, tu vis dans le reflet, toute approche des sens profonds est devenue

Hermétique.

Tu vis dans la méfiance, l'aide que tu reçois, tu la ressens comme de la pitié et tu te sens redevable.

Tu te sens tellement redevable dans tes extrêmes que tu peux te ruiner pour essayer de

Guérir.

Ton blocage est finalement simple.

Tu dois quitter la croyance que tout est intrusion.

Tu as aussi le droit de recevoir, et tu ne peux pas donner ce que tu n'as pas.

Regarde une graine, elle a besoin des forces de la nature pour grandir, si tu l'enfermes dans une boîte elle restera une graine en attente jusqu'à ce que tu ouvres la boîte et que tu la déposes en

Terre.

Alors, sors de ta torture mentale, quitte ta boîte de Pandore et

Commence
à
vivre

La dépendance à l'indépendance

Par la toute-puissance de tes dépendances, tu peux créer en l'autre le miroir de tes besoins !

Une forme de complicité s'installe, une histoire se crée, tout semble merveilleux, et un jour… tout s'effondre !

Où est le problème ?

Cette histoire est née d'une dépendance, c'est une projection qui vient du passé, comme une faille dans le Vase vital qui laisse entrer un projecteur, et tu deviens la marionnette de cette histoire.

Tu es inspiré(e) du passé et tu te laisses prendre au jeu, accepte d'être vulnérable, prends conscience de tes manques que tu voudrais satisfaire en ouvrant l'autre à Toi !

Sur ce chemin de projection, tu t'offres le miroir de tes attentes, et tu te détruis tout en détruisant l'autre. Tu ne peux pas rencontrer ton indépendance dans ces schémas, tu ne fais que jeter la vérité de l'autre pour imposer la tienne, il est certain que tu es puissant(e) ! Mais tu vas être confondu(e) face à un NON, tu vas te rencontrer et certainement plonger, ose te regarder dans le miroir, ne fuis plus face aux responsabilités de tes créations, vois tes responsabilités face au jeu, sors du jugement et entre dans le discernement.

Tu peux guérir en ne cherchant plus un coupable à ta situation ; tu as le libre arbitre, mais tu avais oublié d'écouter l'arbitre, tu n'es libre sur cette Terre que si tu en respectes les lois !

Tant que tu t'exécutes face à tes peurs, tu restes l'esclave du passé, ouvre-Toi à l'écoute de la vie, apprends à respecter l'autre comme tu voudrais que l'on te respecte.

Tu es un univers qui contient une histoire et tu vis pour anoblir ton chemin, alors quand tu es dans une impasse, accepte la vague qui te remet à ta place pour que tu puisses avancer. Ne te laisse plus emprisonner dans les abus, tu donnerais le pouvoir à l'obstination et tu te charges comme un âne !

Contrairement à ce que l'on dit, l'âne est très intelligent, il connaît ses limites et s'il est surchargé, il s'arrête sur le chemin ; si tu veux qu'il continue d'avancer, tu devras le soulager.

Observe ton chemin de vie, ose regarder si tu n'as pas soumis l'autre à tes besoins pour te rassurer et comprends que l'autre n'a fait que s'exécuter face à tes peurs qui ont conjugué avec les siennes.

Ce schéma finit par une rupture et la cause en est une interdépendance ! Face à la situation, tu veux mourir, tu te sens trahi(e) par la vie, pas entendu(e), pas respecté(e)… Eh oui ! tu viens de rencontrer ton Bourreau, c'est certain ! C'est l'autre qui t'a permis de le rencontrer en jouant un rôle qui t'a mis(e) face à tes peurs. Si tu t'accroches, c'est que tu n'acceptes pas le chemin et que ta prison était trop confortable, tu as su la meubler de toutes tes attentes !

Tu es en colère… tu prends conscience des sacrifices que tu t'es imposés pour finalement obtenir tous les attributs de l'autre… Sois loyal(e) avec Toi-même et l'autre, tu as fait tout cela par besoin de reconnaissance.

Oui, tu viens de rencontrer la manifestation de la blessure où tu as vécu des manques affectifs, consolé(e) par des compensations matérielles. Ton émotionnel a matérialisé l'Amour, tu es devenu maître en la matière, tu t'es figé(e) dans une croyance mais malheureusement tu étais sur l'échafaud, tu viens de comprendre que tu es le bourreau de Toi-même ! Tu penses certainement au suicide…

mais c'est encore ta victime qui parle avec ton dictateur, tu fais du chantage affectif !

Eh oui, merde ! À quel moment ce fonctionnement s'arrête-t-il ?

Quand tu mettras toutes tes attentes dans un sac-poubelle et que tu sauras dire non tout en acceptant le non de l'autre comme un oui à Toi-même !

Dans la douleur d'une séparation, tu n'as pas droit au jugement, mais tu as droit au discernement.

Maintenant, si tu veux garder toutes les graines du fruit de tes expériences dans un sac de rancune, tu ne pourras que souffrir, alors que tu peux grandir de cette histoire. Sors de ta carapace !

Tu veux ta liberté ?

Alors laisse l'autre libre de ses décisions et si cette situation te coûte…

C'est que tu n'es pas totalement libéré de tes attentes !

Eh oui !

Quand est-ce que mes attentes me ficheront la paix ?

Et bien quand Toi-même, tu te donneras le droit d'être en paix !

Va et accepte le chemin quel qu'il soit,
La suite est en toi, pas en moi.

Le présent

Le présent c'est

là !

Ne le cherche

ni

à gauche ni à droite,

ni

devant ni derrière,

ni

en haut ni en bas.

La violence

Tu ne peux pas régler un problème dans sa totalité par la violence, tout ce que tu peux ouvrir, c'est une porte de peur en l'autre, et tu n'auras que transmis ta peur, comme on te l'a aussi transmise.

Tu peux comprendre qu'il est impossible de trouver un respect mutuel avec des actes de violence. Tout ce que tu peux créer, ce sont des états de soumission. Quand ils deviennent insupportables, ils se transforment en révolte et, si tu continues de nourrir le schéma, tu augmentes la puissance du problème.

Si tu veux quitter le schéma, tu dois apprendre à t'écouter, pour ne plus transformer toute situation qui ne va pas dans le sens que tu avais prévu, comme un drame.

Ta violence vient de tes peurs, tu n'es pas au clair avec le oui et le non, tu laisses toujours un espace. Sois vigilant(e), c'est dans cette résistance que tu découvriras comme un manque de respect envers ta décision, tu peux l'interpréter comme une absence dans le présent.

Tu peux prendre conscience de ce jeu infernal, face à l'éducation de tes enfants.

Les enfants sont vérité, ils lisent en Toi sans vraiment le savoir et reproduisent les manifestations de ce qu'ils sentent, et si tu n'es pas conscient(e) du jeu, cette manifestation peut devenir insupportable pour Toi ! Au lieu de te remettre en question, tu entres dans la violence, et tu ne fais que recréer le schéma ; ton intervention est de courte durée, tu as détruit la tempête par une tempête, tu viens de créer un vide…

Attention au retour ! Essaie d'observer ta responsabilité face à ton attitude.

Je dis bien responsable, et reste bien dans le responsable, ne te laisse pas emporter par la culpabilité, tu n'es aucunement coupable, tu es seulement prisonnier(ère) d'un rituel destructeur.

À Toi de faire preuve d'intelligence pour te simplifier la vie et également celle des êtres qui vivent avec Toi.

Ose prendre ce chemin

Il est celui de ta liberté

L'Exécution

Tant que tu t'exécutes face à l'autre tu restes un esclave et tu es malheureux(se).

Tu vis l'essence de la révolte et tu te regardes dans son miroir.

Tu t'es mis(e) dans l'attente et tes demandes se font par la voie(x) de la colère.

C'est pour cette raison que ton chemin de vie est rempli d'amertume.

Parle avec ton cœur et tu verras que tout peut changer en quelques minutes.

Sauveur et victime = Bourreau de Toi-même

Voici un schéma pour te situer dans la résonance dualiste et comprendre pourquoi tu te dois de quitter tes états négatifs.

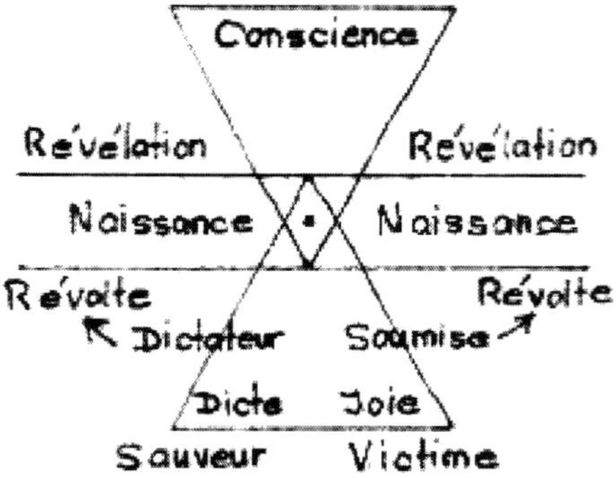

Le rôle du sauveur est de dicter la voie(x), et c'est dans la rencontre d'une victime qu'il trouve sa mise en valeur éveillant de la joie, c'est là que tout peut se compliquer ! La joie de la victime risque de mettre le sauveur sur un piédestal et c'est à ce moment qu'il prend le rôle de Dictateur.

Quand la victime prend conscience de son erreur, elle se sent soumise, ce qui ouvre en elle une porte de révolte, elle sent le besoin de détrôner son dictateur qui, par la menace, manifestera de la révolte.

Nous sommes face à un schéma de guerre.

C'est le moment de développer ton intelligence pour éviter le conflit.

Tes peurs en sont les créatrices, le Bourreau n'est que Toi quand tu te trouves sur le chemin de la pitié et que tu t'exécutes face à l'autre !

Sache voir ta responsabilité dans le jeu et tu prendras conscience que par moment tu vis dans le sauveur, qu'ensuite tu te retrouves en victime. Apprends à sourire à cette situation, je suis certain qu'un jour tu pourras en rire.

Quand tu prends conscience du schéma, tu vis une Mort. Tu vas te révéler et ouvrir la porte de tes jardins secrets face aux êtres que tu Aimes, tu as compris le sens de la vérité, tu déposes ton fardeau et tu rencontres l'être responsable qui vit au fond de Toi, et c'est tout doucement que cette mort te guide vers une naissance. Ton univers a grandi, tu peux te féliciter comme on le fait pour un enfant qui sort du ventre de sa maman.

Ne te laisse plus impressionner par ce qui se passe autour de Toi, tu n'es responsable que de ce que tu crées, et tu peux apprendre à servir sans entrer dans l'asservissement.

Une voie(x) va te suivre, celle des sens premiers, elle guide ton âme et souvent te dira : fais

CONFIANCE !

Je confirme qu'il est important de l'écouter, même si par moment tes manques voudraient détruire cette voie(x)…

Je suis ce chemin depuis plusieurs années, il m'a appris tant de belles histoires, que je remercie du fond du cœur tous les êtres qui le suivent.

Oui, il y a des moments de chaos, ils sont la révélation de nos attachements et c'est dans ces moments que tu te rendras compte de la puissance de la culpabilité qui, très souvent te fera pleurer, et si tu n'y arrives pas, tu vas angoisser. Tu n'es pas libéré(e) de tes Émotions, mais ce n'est pas grave, vis pleinement ce qui se passe, donne-Toi du temps.

Sache que ton Horloge biologique peut en avoir assez d'être contrôlée par une Horloge mécanique, et c'est ton Horloge biologique qui est le maître de ta vie, elle déteste que tu lui mentes, chaque défaillance du corps est un signal d'alarme.

C'est l'orgueil qui t'empêche d'écouter, il t'interdit de quitter l'effort, tu pourrais te sentir ridicule et tu fuis des situations au lieu de les rencontrer.

Pour le mensonge, quand tu vis ta vérité, tu es ridicule, le seul problème qui puisse t'arriver, c'est de donner de l'importance à la situation, c'est là que tu vas te charger, tu donnes du pouvoir à ta victime et un sauveur potentiel pourrait se présenter à Toi.

Reste dans ta vérité, la vérité te reviendra et tu pourras dénouer toutes les supercheries que la vie peut t'offrir.

Ne cherche pas le fond, car dans le fond il n'y a pas de fond.

Tu vis dans un infini tout en créant une histoire, et tu ne peux pas changer les rituels de base qui régissent ton énergie vitale, ils sont indispensables à la santé morale et physique.

Tout va par deux en nous, le mental agit sur le physique et le physique agit sur le mental, n'essaye pas de vouloir définir ce mouvement, tu y perdrais ton temps, tu es ce mouvement et si tu en sens le besoin, tu peux changer de rôle Si tu demandes à l'autre de le faire, tu perds ta place en offrant tes capacités de décision à l'autre; tu en as le droit, mais alors fais-le dans la confiance non par peur de te prononcer, ton émissaire a besoin de ton estime pour que le respect mutuel s'installe.

Tout revient à qui sait donner.

Le non-dit

Le non-dit

est

source de ta peur

de dire non

à

ton bourreau

intérieur et extérieur.

Vie mort vie

L'attachement est ta prison émotionnelle, tu n'arrives pas à accepter que ton passage sur Terre ne soit qu'effet-mère et que tout ce qui est autour de Toi l'est aussi.

Inconsciemment tu voudrais ralentir le processus de la vie pour que les changements se fassent moins vite et tu en souffres énormément.

Tu peux très facilement détecter ton blocage quand tu vis la séparation avec un objet, un animal, ou un être humain ; tu te retrouves face à un vide que tu voudrais combler très vite.

Ce vide te met face à ce que tu refuses d'accepter de la vie, la mort.

Tu veux sortir de ce vide ?

Tu peux le faire en acceptant le mouvement de la vie qui est ritualisé par la mort qui se transmute pour offrir la vie.

Ta blessure d'attachement te fait dire que si tu acceptes trop facilement un départ, tu n'as pas de cœur, là tu écoutes la voie(x) de ta prison et tu retiens l'énergie de mort en Toi, et dans cet état d'esprit tu ne peux que souffrir.

Oui, je suis rude avec Toi, tu es même en colère envers ce que j'écris et c'est normal, je t'accueille tout en refusant d'entrer dans ton jeu.

Tu peux très simplement savoir quand l'attachement agit sur Toi.

Sois honnête, observe tes besoins et discerne à quel moment tu veux remplir un vide, c'est là que ta prison est ouverte si tu acceptes son jeu ! tu vas t'exécuter face à ces besoins et tu te sentiras soulagé(e), mais cela ne durera pas, tu n'as fait qu'agrandir ta prison.

Tu peux résister très longtemps, voire toute une vie et même en mourir.

Je viens de citer un mot : mourir !

Tu n'avais pas pensé que tes attachements pouvaient te conduire sur le chemin d'une mort prématurée qui ferait souffrir tous les êtres reliés à Toi.

Quand la mort se présente à la bonne heure,
il n'y a pas de mal heure
pour tout être libre de ces émotions

Le mauvais Œil

Quand on te dit que tu as le mauvais œil,
C'est que tu regardes ta vie par le trou d'une serrure.
Tu vis dans un cloître rempli d'obsessions qui nourrissent les miroirs de tes illusions.
Tu as tout simplement peur d'avancer sur ton chemin de vie.

L'obstination

Le bonheur se détruit par l'obstination, c'est là que l'ego prend le pouvoir.

Tu éprouveras de la colère, et tu en es le créateur.

Sache que tu peux te libérer en t'exerçant à accepter tes erreurs avec tendresse.

Laisse partir les coups de bâton qui t'ont fait si mal, sans le savoir, tu avais touché à la colère de l'autre et tu en avais reçu les éclats ; depuis ce jour tu t'es juré de faire mieux.

Mais en Toi, tu as gardé l'épée qui t'a blessé(e) et dans ton expression, tu es tranchant(e) comme l'épée.

Dépose les armes et regarde le miroir de ta vie et tu remarqueras que tes échecs sont dus à ton obstination.

Remercie la vie, elle n'est pas aussi dangereuse que tu le crois.

Cœur blessé

Ta blessure de cœur
provient
d'une révolte
face à une situation
vécue
non réglée.

Ne cherche pas
un coupable à ta situation
de vie,
tu ne ferais que reproduire
le schéma.

Ose admettre tes
responsabilités
dans le jeu
et
ton état victime
pourra mourir en paix.

L'avoir

Par l'avoir, tu t'es fait avoir.

Tu as commencé à tout calculer, mesurer, comparer…

Sans vraiment t'en rendre compte, tu te charges, tu te densifies, ta masse musculaire augmente, ou ta puissance matérielle se multiplie !

Cela rassure ton ego, qui cherche sans le savoir sa puissance

D'ÊTRE !

Ces mots te font mal ; ils te dérangent ?

Peut-être même que tu pleures !

Tu prends conscience que ton ego, qui résonne entre vie et mort, est entré dans une spirale infernale,

Tu veux prouver à l'autre et en même temps à Toi-même !

Mais que veux-tu prouver ?

Tu es seul(e) à le savoir, voici trois lignes pour répondre.

…………………………………………………………………………

…………………………………………………………………………

…………………………………………………………………………

…………………………………………………………………………

Tu ne te sens pas très bien, tu as comme des vertiges… accueille et respire…….

Tu es comme une fleur qui ouvre sa graine !

Tu émerges de ton chemin d'ignorance, tes bras comme les pétales d'une rose s'ouvrent à la lumière de la vie.

Respire cet épanouissement…………….
Ouvre ton cœur à ta conscience d'être.

C'est à ce moment que tu peux penser avoir rencontré Dieu !

C'est quelque part vrai.

Tu te trouves face à une vérité que tu n'arrives pas à définir.

C'est comme si tu avais vécu dans l'eau très longtemps, tu en sors et remarques que tu es mouillé(e) ! Qui t'a fait comprendre ce miracle ?

C'est le soleil qui sèche ta peau. Ce miracle, tu peux le voir tous les matins où la rosée nocturne s'est déposée sur la verte prairie et que le soleil vient essuyer les larmes de la nuit.

Ne te laisse pas avoir par tes croyances, elles ne sont que le fruit d'expérience !

Une force d'analyse que ton ego a développée par sa capacité à lire des mémoires et d'en construire des histoires qui animent les jeux de ta vie.

Tu peux changer la saveur de ton chemin de vie à chaque instant.

Donne-toi le droit d'être
et tu ne te feras plus avoir !

Tout ce que tu possèdes
a la valeur
de l'importance que
tu lui accordes

Imprimé en France
ISBN 979-10-203-2857-1
Dépôt légal : 1er trimestre 2020